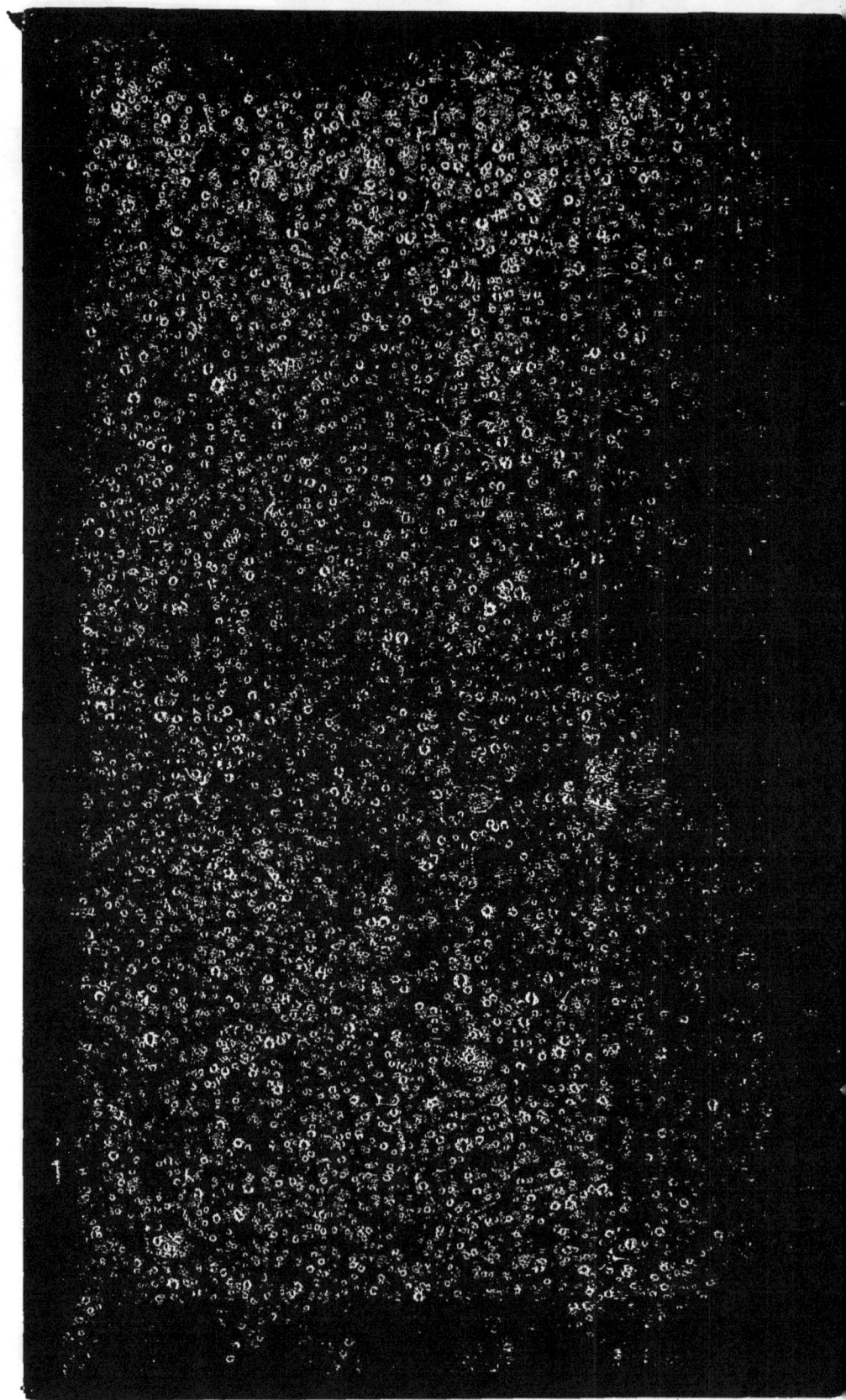

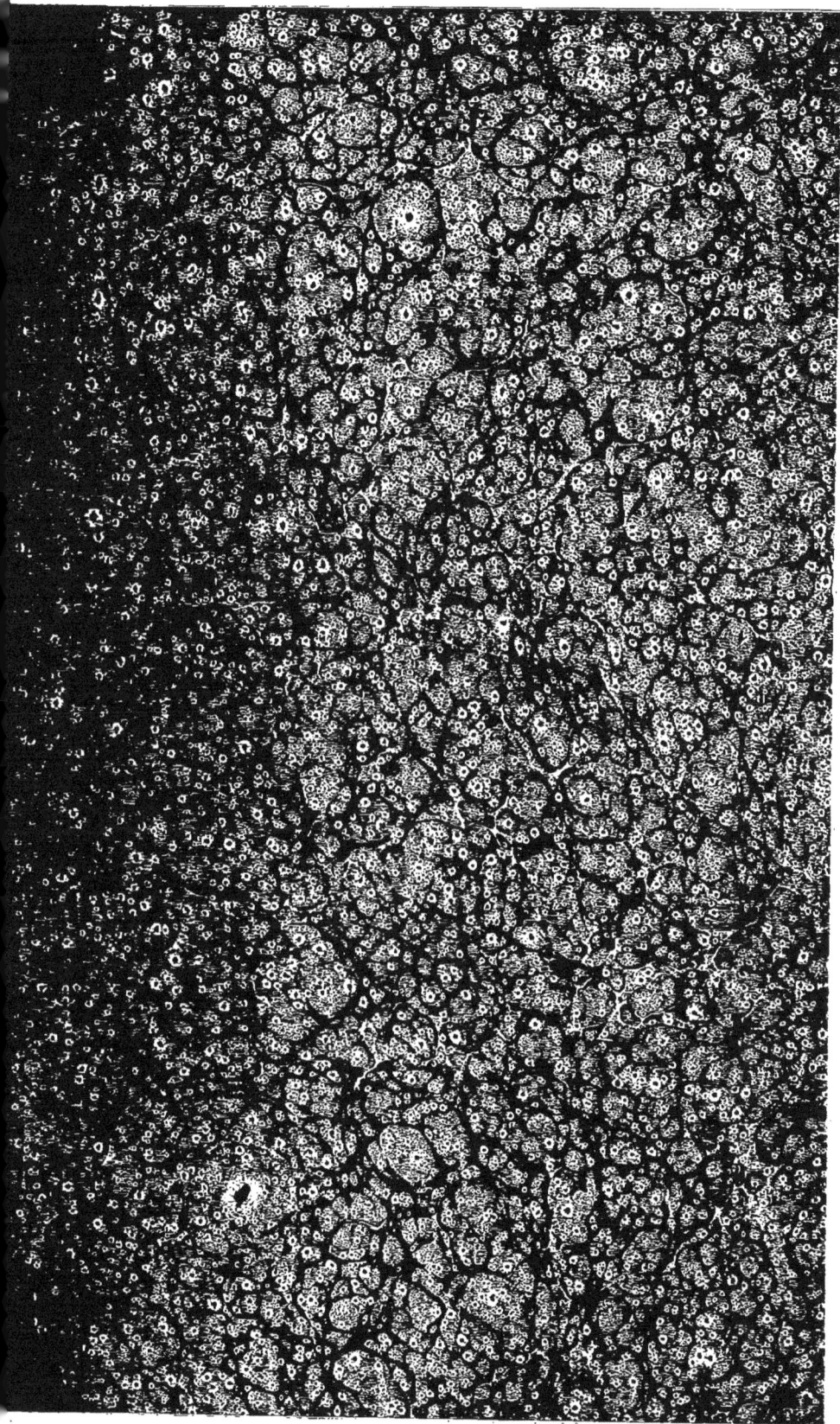

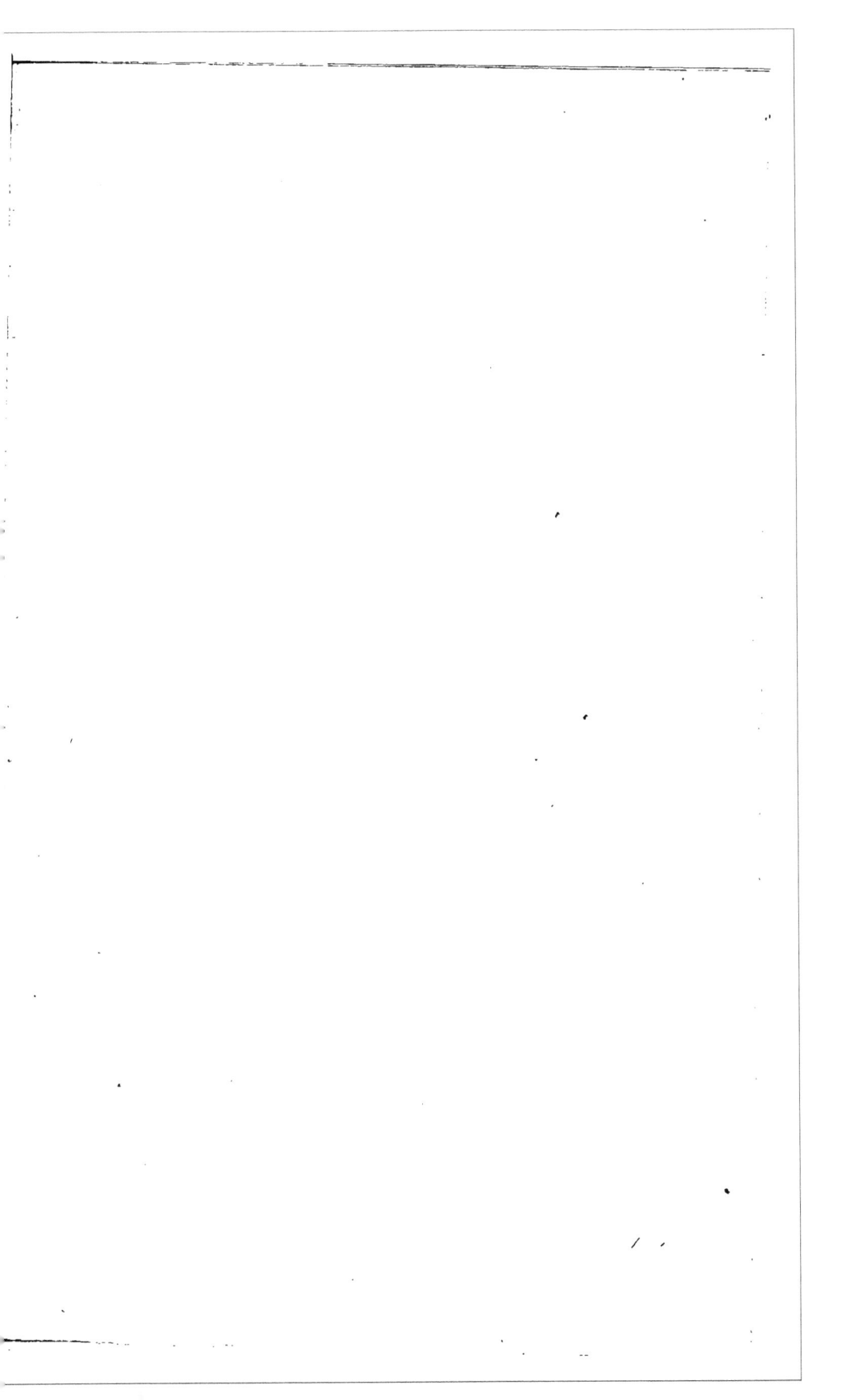

$T_{1}c\ ^{6}_{68}$

TOPOGRAPHIE

DU

CANTON DE RABASTENS (TARN).

TOPOGRAPHIE

PHYSIQUE, STATISTIQUE ET MÉDICALE

DU CANTON

DE RABASTENS (TARN),

PAR Adrien BÉRENGUIER,

Médecin de l'Hôpital de Rabastens, membre correspondant de la Société
de Médecine de Toulouse, etc.

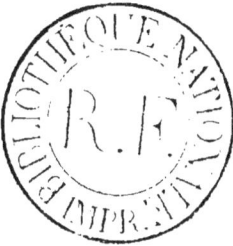

> Les statistiques locales ne laissent aucun
> refuge aux arguments de la routine et des
> préjugés, lorsqu'elles sont faites avec soin.
> BLANQUI aîné, *Econ. polit.*,
> t. II, p. 328.

> La pratique de la médecine n'est point
> générale, elle est essentiellement locale.
> REYDELLET, *Dict. des Scien. méd.*,
> t. LV, p. 299.

TOULOUSE,

IMPRIMERIE DE A. CHAUVIN ET COMP.,

RUE MIREPOIX, 3.

—

1850.

AVANT-PROPOS.

L'amour du pays natal a toujours été un sentiment dominant chez la plupart des hommes. Ils aiment à connaître toutes les particularités de son histoire et de ses traditions. Ils s'attachent, d'abord par habitude, ensuite par reconnaissance, aux lieux qui les ont vus naître et qui les ont nourris. Pour le médecin philosophe, des motifs plus puissants encore le sollicitent vers l'observation de la contrée qu'il habite ; il tient d'Hippocrate que, « avant toutes choses, il doit connaître » le climat de la localité, la nature et l'exposition du » sol, les eaux dont on y fait usage, le genre de vie » des habitants, etc. » L'entrée familière dans la demeure du riche et du pauvre, un contact obligé avec tous les malheureux du pays lui ont de bonne heure inspiré des habitudes de philanthropie ; ses courses à travers la campagne l'ont mis bien souvent en tête-à-tête avec la nature, et lui ont montré la terre telle qu'elle est, avec ses causes de stérilité ou de fécondité. Ainsi

placé, le médecin peut enregistrer exactement les ressources et les besoins des populations, leurs progrès
de chaque jour et chacune des particularités heureuses
ou fatales de leurs destinées. Résumer toutes ces observations, les exposer au profit de l'hygiène locale,
pour en composer une *Topographie médicale* du pays,
constitue une œuvre tellement complexe, qu'après de
longues réflexions et des études approfondies, on peut
légitimement craindre de n'avoir écrit qu'une esquisse
incomplète.

Néanmoins, en empruntant à la statistique moderne
ses procédés lumineux, la médecine arrive quelquefois à des données exactes: aussi les chiffres seront invoqués souvent dans cet opuscule, comme expression
positive de l'état physique et social du canton. L'*hygiène
publique* ne constate que les faits, leurs causes et leurs
résultats. C'est ainsi qu'elle vient en aide à l'économie
politique et qu'elle tend à l'amélioration de la société,
en guidant les pouvoirs administratifs par les lumières
d'une haute raison. Les chiffres nous enseignent à ne
voir que ce qui est, et à ne désirer d'autres améliorations que celles qui sont réellement possibles. La société moderne, vue de près dans les pays agricoles de
la France, ne mérite pas les colères, les critiques in-
justes et les calomnies dont elle a été l'objet de la
part de quelques esprits égarés ou pervers. Il y a
soixante ans à peine que les deux tiers du sol restaient
à cultiver; le paysan ne buvait que de l'eau, ne man-
geait que du pain noir et n'avait pour abri qu'une
cabane couverte de chaume. Aujourd'hui, la propriété

s'est divisée à l'infini : tout ce qui est cultivable est régulièrement ensemencé; les prairies artificielles ont doublé nos produits; l'impôt est mieux réparti. La mise en pratique de la loi du 21 mai 1836 a doté nos campagnes de plusieurs voies de communication destinées à les faire sortir de leur isolement funeste; celle du 28 juin 1833 a donné à l'instruction primaire une impulsion qui se fait sentir jusqu'au fond des communes les plus reculées, et la diffusion des connaissances usuelles s'accomplit à pas de géant. Le petit commerce nous livre à bon marché des étoffes chaudes et moëlleuses que les villageois recherchent et préfèrent aux toiles mal tissées que portaient leurs aïeux. Sous l'influence de ce bien-être de chaque jour, nous demeurons plus longtemps sur la terre, et notre vie moyenne semble, chaque cinq ans, s'accroître d'une année.

Les maladies sont moins fréquentes pour nous et moins meurtrières qu'elles ne l'étaient autrefois. Les *pestes*, c'est-à-dire les grandes mortalités qui désolèrent notre *Albigeois* dans les deux derniers siècles, ne se sont pas reproduites; le choléra a respecté le bassin sous-pyrénéen, et les grandes épidémies de variole qui semblent se montrer de nouveau depuis quelques années n'ont pas encore sévi dans la vallée du Tarn. Cependant il y a beaucoup à faire pour les classes laborieuses de nos contrées : les petites industries sont en souffrance, le salaire des ouvriers n'est suffisant qu'autant que les denrées sont à vil prix, certaines professions s'exécutent dans des conditions défavorables à la santé des hommes; dans nos campagnes, les eaux mal

aménagées augmentent l'endémie des fièvres intermittentes, l'impôt foncier est trop lourd pour le petit
cultivateur, et les journaliers des communes rurales
sont exposés à un chômage complet en hiver et à un
excès de travail en été, qui dépasse les forces humaines
et qui les épuise sans leur procurer un gain bien considérable. Il existe donc au sein des populations agricoles des plaies sociales dont la réalité est irrécusable et
dont la guérison est en germe dans l'avenir. Elles sont
fausses et odieuses, les théories de ceux qui affirment
impitoyablement que, dans toute société, il y a une
somme déterminée de misère et de larmes qu'il n'est
au pouvoir de personne de tarir ou de diminuer. De
pareilles doctrines sont aussi injurieuses à Dieu qu'à
l'humanité. Dès que le mal et le bien seront également
connus de tous, les efforts et les travaux de chacun
tendront vers les améliorations les plus immédiatement
réalisables ; car il n'est pas une plaie sociale dont le
remède ou l'adoucissement ne soit possible. — S'il
n'était pas possible, nous n'éprouverions pas au fond
de notre cœur ce sentiment profond qui nous y fait
compatir.

TOPOGRAPHIE

PHYSIQUE, STATISTIQUE ET MÉDICALE

DU CANTON

DE RABASTENS (TARN).

CHAPITRE Ier.

TOPOGRAPHIE PHYSIQUE.

Chef-lieu d'un canton riche et populeux, qui faisait partie de l'ancien *Albigeois*, Rabastens est situé vers le 0,34^{me} de longitude occidentale et le 43,49' 20" de latitude septentrionale; à 243 kilomètres, en ligne droite, de l'Océan, et à 137 de la Méditerranée; à 57 kilomètres de la Montagne-Noire et à 93 des Pyrénées. Son élévation au-dessus du niveau de la mer est de 90 mètres à peu près. Ouverte aux vents du sud et de l'ouest, protégée contre ceux du nord et du nord-est par un côteau dont la hauteur varie de 80 à 90 mètres, cette ville se développe sur une superficie totale de 121 hectares (1). Elle est bâtie en longueur du sud-est vers l'ouest, sur la rive droite du Tarn, dont les berges en cet endroit ne s'élèvent pas à moins de 30 mètres.

---

(1) Voyez cadastre, section F, ville.

Nous ne possédons aucun document qui fasse connaître l'origine précise de Rabastens : des mosaïques, des médailles, et deux autels circulaires, récemment découverts aux portes de cette ville, ont fait penser qu'elle existait déjà sous la domination romaine, ou que, du moins, ce peuple conquérant y avait établi des habitations. Ces deux autels ont été transportés au musée de Toulouse ; ils sont ornés de bas-reliefs représentant des bacchanales et des courses de char.

Il est question, dans l'histoire, d'un Raymond de Rabastens, qui, en 1109, assista avec plusieurs autres seigneurs à la donation du château de Penne, faite par l'évêque d'Albi, en faveur de Bernard Aton, vicomte de cette dernière ville (1) ; mais tout porte à croire que Rabastens existait bien avant cette date. Le portail de l'église que nous voyons encore est du dixième siècle, et il atteste un édifice religieux, assez important, pour témoigner de l'existence d'une grande population. D'après une note écrite dans le dernier siècle, par Antoine Gaubert, curé de Saint-Pierre-de-Bracou, il existait, à la bibliothèque de l'ancien collége de Foix de Toulouse, un livre écrit en caractères gothiques, dans lequel on lisait que notre ville a été bâtie *juxta Tarnum* par le roi Pépin, et que son église, en même temps que celle de Saint-Sernin de Toulouse, fut gratifiée par Charlemagne d'un grand nombre de reliques *toutes enchâssées d'argent.* Quoi qu'il en soit, dès le commencement du treizième siècle, la ville était déjà divisée en château, bourg et faubourgs. Cette division se trouve nettement établie dans un ancien

(1) Voyez **Dom Vaissette**, *Histoire générale du Languedoc*, tome **V**, page 349.

titre de 1210 ; on y lit: *Aliquis aliquem non capiat, vel de castro de Rabastens, vel de burgo, vel de barriis* (1). Cependant les faubourgs sont d'une date plus récente que le *château*, dont le nom est demeuré à l'un des quartiers les plus populeux, et que le *bourg*, qui comprenait ce que nous appelons aujourd'hui la *ville*. — Dans les anciennes villes fortifiées on désignait sous le nom de *bourg* l'ensemble des maisons qui se pressaient autour du château-fort, ou qui, vers la limite de son rayon de protection, constituaient un hameau séparé, une sorte de ville annexe : il en était ainsi à Rabastens, et notre église principale a conservé le nom de *Notre-Dame-du-Bourg*, par opposition à une autre, qui était aussi dédiée à la Vierge et qui se trouvait située presque sous les murs du château.

La *ville*, séparée des faubourgs par les promenades et par le fossé des anciennes fortifications, est mal percée, mal construite et présente des rues nombreuses, tortueuses et très-étroites. On y remarque encore quelques-unes de ces vieilles et lugubres façades en charpente, formant avancement au premier étage et qui rappellent la disgracieuse architecture du quinzième siècle ; aussi, les rez-de-chaussée de chaque côté de rue ne reçoivent presque jamais les rayons du soleil : celui qui regarde le sud en est privé par l'abri qu'il reçoit des maisons opposées, tandis qu'il suffit à celui qui est tourné au nord de sa simple exposition, pour que le soleil ne lui parvienne jamais directement. La principale rue est dirigée de l'est à l'ouest ; quelques autres sont ouvertes de l'intérieur de la ville vers les promenades, c'est-à-dire vers le nord ;

(1) Voyez l'excellent recueil publié par **M.** Compayré, *Etud. hist. sur l'Albigeois*, page 441.

mais l'aération y est mauvaise parce qu'elles sont les plus étroites et les plus sales.

L'insalubrité est complète dans le quartier dit des *pénitents blancs* : au centre des divers groupes de maisons qui le composent existent plusieurs foyers d'infection. Ce sont des *ruelles* infectes, servant de latrines publiques à tous les habitants du voisinage, et recélant un amas de matières fécales dont la stagnation est favorisée par le défoncement du pavé et par le défaut de pente. Sur certains points plus déprimés, les immondices solides ou liquides s'élèvent à 20 centimètres au-dessus du sol. La poterie cassée, les animaux morts dans les maisons voisines, etc., tout est jeté dans ces mauvaises rues, d'où s'élèvent les plus fétides exhalaisons. Quel foyer d'émanations pestilentielles, au milieu de ces habitations dont le plus grand nombre sert d'asile à la misère ! Quel levain, quelle source incessante de maladies pour les familles entassées dans ces demeures étroites que ne visitent jamais les rayons du soleil. Rien n'est exagéré dans ce tableau. Dans ce quartier, pas une maison n'a une fosse d'aisance ; on rencontre même dans une *ruelle* des plus sales, des latrines établies à la faveur de l'avancement formé par le premier étage d'une maison. Certainement l'autorité locale pourrait et devrait s'opposer à des entreprises semblables : il existe des ordonnances de police à l'aide desquelles on pourrait, si elles n'étaient tombées en désuétude, faire cesser cet état de choses, qui compromet la santé publique et qui laissera toujours un soupçon d'impéritie planer sur notre édilité toute entière.

Au milieu des divers groupes de maisons, qui s'élèvent sur l'emplacement occupé jadis par le *château* qui défendait notre ville, ce ne sont que des impasses, des carrefours étroits et irréguliers, des angles et des coudes, qui empêchent la libre circulation de l'air et concentrent les miasnes répandus par toutes ces substances hétérogènes, dont les détritus constituent la boue des rues. C'est là surtout que l'autorité municipale aurait beaucoup à faire pour l'entretien et pour la propreté du pavé. Il est partout boueux, sale et humide, ce qui dépend du retard que l'on apporte à enlever les fumiers que les particuliers entassent dans certaines ruelles.

Les promenades de Rabastens agrandissent la ville et l'embellissent. Ici la scène change agréablement : deux avenues, plantées de grands arbres, se développent aujourd'hui sur un espace, qui n'était autrefois qu'un large ravin creusé par la main des hommes pour la défense de la cité. Elles constituent, entre la ville et les faubourgs, une vaste esplanade ouverte aux vents du nord, où les oisifs et les vieillards peuvent se promener et trouver, dans l'air pur qu'on y respire, le contrepoison des fétides exhalaisons de l'intérieur de la ville. Aussi doit-on, dans la prévision de la salubrité publique et dans les vues d'un embellissement réel, poursuivre avec zèle et persévérance le comblement du large fossé qui défendait les murs de nos aïeux.

Dans les *faubourgs*, les rues sont droites et spacieuses ; elles sont traversées par des routes très-fréquentées ; le pavé est bien entretenu ; les pentes des ruisseaux sont partout suffisantes. Les constructions y sont plus régulières ; chaque maison a son jardin : disposition qui donne à toutes les habitations de ces quartiers une ventilation plus facile, et qui protége les habitants contre les maladies chroniques, qui sévissent sur les artisans relégués dans les rues étroites et infectes de la vieille ville.

Sous le point de vue de l'hygiène publique, les faubourgs de Rabastens ne se présentent pas tous dans les mêmes conditions : les uns s'étendent vers la plaine à l'est et au nord de la ville, occupant une vaste surface et s'ouvrant vers la campagne dans une direction opposée à celle des vents qui règnent habituellement dans nos contrées ; les autres affectent un ensemble moins agréable : ce n'est plus l'apparence de l'aisance, c'est partout l'aspect de la misère ; des maisons, irrégulièrement groupées, superposées les unes sur les autres, s'élèvent sur un sol inégal et coupé par un ruisseau profondément encaissé ; plusieurs s'éparpillent au sud-ouest de la ville, dans la direction de la route de Toulouse : elles sont toutes basses, mal bâties, entrecoupées de petits jardins. Dans sa portion la plus déclive, ce faubourg est très-humide ; vers le haut, il est plus aéré ; mais aussi il se trouve ouvert aux vents du sud et de l'ouest, qui l'exposent, durant tout l'été et tout l'automne, aux émanations *telluriques* de la campagne.

Une église, désignée sous le nom de Notre-Dame-du-Bourg, est le seul édifice public qui mérite d'être remarqué à Rabastens. Son portail, creusé en coquille, appartient au style roman. Les colonnes courtes et grêles, qui supportent son entablement, leurs chapiteaux historiés représentant les principales circonstances de la vie de la sainte Vierge, ainsi que l'encadrement extérieur formé par des animaux fantastiques et par des personnages grotesques, rappellent l'architecture du dixième siècle(1). Une

(1) Charles Nodier et le baron Taylor ont donné une place importante à ce portail dans leur grand ouvrage sur l'*ancienne France.*

question difficile à résoudre serait celle de savoir si ce portail, si remarquable par sa bizarre ornementation, est
antérieur à la nef, ou si ces deux portions de l'édifice sont
réellement contemporaines. — Cette nef, large, écrasée et
d'une nudité glaciale, rappelle incontestablement la transition du roman au gothique ; elle se rapporte à cette époque où, selon la poétique expression de Victor Hugo,
« l'ogive inexpérimentée et timide devait s'évaser et s'élar-
» gir, se contenir en quelque sorte, n'osant pas encore
» s'élever en flèches et en lancettes. » Les fenêtres sont larges et à plein cintre ; mais la voûte est imperceptiblement
ogivée. Elle est formée de quatre travées, séparées par de
grands arceaux appuyés de chaque côté sur deux massives
colonnes détachées de la muraille en demi-relief. Dans la
première disposition donnée à l'édifice, ces disgracieuses
colonnes devaient descendre jusque sur le pavé ; elles
ont été tranchées dans la moitié inférieure de leur longueur, et nous les voyons aujourd'hui s'arrêter brusquement et sans grâce sur une corniche en forme de
pyramide renversée.

Vers le commencement du treizième siècle, les béné-
dictins de Moissac, appelés à desservir le prieuré de
leur ordre établi à Rabastens, ajoutèrent à cette église
romane un chœur élégant et plein de hardiesse, dont les
formes aiguës appartiennent au style ogival le plus pur.
Sa voûte nous rappelle ces prodigieux travaux qu'exécu-
tèrent les populations enthousiastes du treizième siècle ;
elle s'élance bien au-dessus de celle de la nef, et s'élève
à 26 mètres au-dessus du pavé de l'église. Des nervures
excessivement déliées s'en détachent avec grâce et semblent
suspendues à la voûte plutôt que destinées à la supporter.

L'église de Notre-Dame-du-Bourg est saine et bien

aérée ; le pavé n'en est pas humide ; des lambris de bois assainissent les chapelles latérales ; les longues fenêtres de l'abside, si gracieuses par leur forme à lancette trilobée, projettent une lumière des plus abondantes, et, sous ce dernier rapport, le vaisseau ne laisserait rien à désirer, si les fenêtres de la nef n'étaient en totalité ou en partie fermées par les maisons contiguës. Une disposition architecturale des plus avantageuses favorise le renouvellement de l'air dans les régions supérieures du monument. Elle constitue l'un des plus beaux ornements du chœur, et consiste en une série de petites fenêtres géminées, communiquant avec une galerie voûtée, qui règne circulairement au-dessus des sept chapelles de l'abside. Elle servait jadis de tribune aux moines du prieuré ; elle est éclairée par onze petites fenêtres carrées, à l'aide desquelles il est aisé d'augmenter ou de diminuer la ventilation, en favorisant ou en arrêtant les courants d'air qui tendent à s'établir avec les autres ouvertures de l'édifice et principalement du côté de la porte latérale. Dans les solennités religieuses, qui réunissent un grand nombre de fidèles, l'air demeure pur et sain dans tout le vaisseau, parce qu'en s'échauffant il s'élève et se dirige vers les tribunes qui lui servent de déversoir. C'est donc par celles-ci qu'il est facile de maintenir l'église à une température assez chaude en hiver et assez fraîche en été.

Vu à l'extérieur, cet édifice présente une masse imposante s'élevant au-dessus d'un pâté de maisons et de petites rues, qu'il contribue à rendre plus humides les unes que les autres, en interceptant les rayons du soleil. Son élévation totale au-dessus du sol est de 29 mètres ; il serait à désirer que des mesures fussent prises pour la conservation de ce monument de la foi de nos pères, et que les propriétaires des maisons contiguës fussent désormais empêchés de faire aucune entreprise sur ses murailles.

Si l'intérieur de la ville de Rabastens est peu agréable parce que les rues y sont sales et étroites, si les places publiques y sont petites et irrégulières, il semble que la nature se soit plu à la dédommager par le charme et la fertilité de ses environs. Une vaste plaine, qui se rattache à la belle vallée du Tarn, affecte la plus agréable variété à l'œil; elle s'étend au sud et à l'est de la ville. Des terres labourables, des prairies artificielles, des vignes, des bois, etc., varient les couleurs et les nuances. De nombreuses habitations, des arbres fruitiers de toute espèce, lui donnent un aspect riche et fertile.

Cette plaine s'appuie au pied d'une chaîne de côteaux, coupée par des gorges largement ouvertes et ornée par la culture la plus variée. A leur cîme, l'horizon embrasse les vallées du Tarn et de l'Agoût, et s'étend jusqu'aux Pyrénées et à la Montagne-Noire; des vergers et des vignes embellissent leurs sommets; sur les versants, de larges surfaces cultivées en blé et en maïs, en légumes ou en fourrages artificiels; dans les vallons, des prairies, du lin, du chanvre, etc. Tout se trouve réuni pour donner aux côteaux qui dominent Rabastens l'apparence de la plus heureuse fertilité; à certains aspects, le feuillage est vert et la végétation toujours luxuriante. Au pied du côteau, dans ces terrains *détritiques*, qui se rapprochent des portes de la ville, tout vient vite. Depuis plusieurs siècles ils ont reçu les fumiers des générations qui se sont succédées sur notre sol; aussi les légumineuses et les plantes potagères y réussissent à merveille, et les arbres à fruits grandissent à souhait dans cette terre de promission.

Pour entrer dans tous les détails que nécessite une *topographie médicale*, nous devons considérer séparément la *plaine* et le pays de *côteau*.

La *plaine* est traversée du nord-est au sud-ouest par la rivière du *Tarn*, qui donne son nom au département et dont les eaux coulent dans un lit profondément encaissé, dont les berges, tantôt abruptes, tantôt assez inclinées pour donner naissance aux plus grands arbres de la contrée, s'élèvent à une hauteur qui varie entre 25 et 35 mètres. Cette rivière, un peu flexueuse dans le canton de Rabastens, roule ses flots sur un lit de galets, dont la pente rapide va jusqu'à la chute d'un mètre par chaque 2211 mètres de parcours, ce qui lui donne une vitesse de 250 mètres par minute (1). Par cette rapidité d'écoulement, les eaux de cette rivière se sont creusé un ravin, dans lequel elles ne peuvent jamais s'étendre en largeur. Il en résulte que les crues, plus fréquentes et plus fortes que celles de la plupart des rivières de France, s'élèvent souvent de 5 à 6 mètres de hauteur et assez fréquemment de 8 à 10.

Le *Tarn*, qui nous vient des montagnes de la Lozère, nous apporte des eaux saines et salubres, bien qu'elles soient exposées, par les temps de pluies, à devenir bourbeuses et colorées en rouge par des argiles ferrugineuses qui forment les troubles. Au printemps et en automne, son lit se remplit d'un brouillard fort épais, que l'on voit s'élever et se dissiper à mesure que le soleil monte au-dessus de l'horizon.

(1) Voyez Massol, *Description du département du Tarn*, pag. 12. — Voyez aussi le rapport de M. Berdoulat, ingénieur en chef de la navigation du Tarn (1845).

Cette rivière divise notre plaine en deux parties.

A *gauche,* sur la presqu'île formée en amont du con-
fluent de l'Agoût et du Tarn, s'étendent les communes de
Coufouleux et de *Loupiac,* toutes deux livrées au même
genre de culture, à cause de la similitude de leur terrain partout siliceux et entremêlé de galets et d'alluvions argileux.

Ces deux communes constituent un pays plat, sans
issue facile pour l'écoulement des eaux. A peu de distance
du Tarn et dans la direction du nord au sud, un accottement de 10 à 15 mètres d'élévation établit un échelon
qui a fait diviser le sol de cette localité en *plaine haute* et
en *plaine basse.* Celle-ci est exposée à de fréquentes
inondations. La campagne ne s'incline pas ici uniformé-
ment vers la berge du Tarn. Des dépressions où stagnent souvent les eaux pluviales, se trouvent auprès du
gradin formé par la plaine haute. Dans ces enfoncements,
la terre devenue grasse et noire par les dépôts successifs
des eaux qui y séjournent une grande partie de l'année, est généralement cultivée en prairies ou en chanvre. Le jonc et la persicaire y sont l'ennemi des récoltes. Au centre de ces terres basses et humides, on
rencontre des eaux stagnantes et vaseuses qui remplissent
un canal de 2 à 3 mètres de largeur sur une longueur
d'un kilomètre à peu près, avec des prolongements laté-
raux dans les prairies et dans les champs voisins. Ces eaux
croupissantes, qui remplissent aussi une foule de petits
bassins partiels, sont désignées dans le pays sous le nom
de *sagnes ;* elles paraissent entretenues par une nappe d'eau
qui existe dans toute la plaine basse et qui s'infiltre entre
la couche arable et la marne qui lui est sous-jacente, dans
tout ce pays, dure, compacte, imperméable et, si je ne
me trompe, inclinée vers l'accottement de la plaine haute.

Les inondations sont fréquentes dans cette plaine basse, vicieusement disposée, comme nous venons de le voir, pour l'écoulement des eaux pluviales ; leur expansion va jusqu'à submerger les deux tiers du pays toutes les fois que l'eau du ciel tombe en averse pendant dix ou douze heures consécutives. Les fossés d'écoulement de la plaine haute apportent toutes leurs eaux dans un ruisseau flexueux, qui coule au pied de l'échelon formé par les deux étages de la plaine, en suivant d'abord la direction de l'accottement, et qui s'en éloigne ensuite en se retournant brusquement pour aller perpendiculairement se jeter dans le Tarn. Ce ruisseau, appelé la *Chaudronne,* a été récemment étudié par un homme compétent : à partir de son embouchure et en remontant jusqu'à une distance de 1800 mètres, les eaux se trouvent suffisamment endiguées et peuvent s'écouler rapidement vers la rivière ; en remontant jusqu'à la parcelle n° 413, la pente n'est plus que de 0,002 ^{mm} par mètre ; plus en amont et dans un parcours de 2,800 mètres, la pente devient tout-à-fait nulle et l'écoulement des eaux impossible. Des entreprises de toute espèce faites sur les berges par les riverains, les plantes aquatiques, les buissons, les broussailles et les dépôts de sable ont exhaussé le plat-fonds de ce ruisseau qui a souvent changé de lit et qui verse son trop plein dans les champs contigus, toutes les fois que les eaux arrivent en abondance des terres supérieures. Celles-ci étant mieux cultivées qu'elles ne l'étaient autrefois, les nauses ou fossés d'écoulement se trouvent mieux entretenus et portent plus rapidement les eaux pluviales vers la plaine basse qui, les recevant ainsi presque toutes simultanément, est devenue exposée à de plus fréquentes inondations.

En amont du pays qu'arrose la *Chaudronne,* les eaux

qui arrivent de la plaine haute sont presque toutes reçues dans un autre ruisseau (la *Bonde*), qui traverse directement l'étage inférieur de la plaine pour aller se jeter
dans le Tarn. Ce ruisseau déborde quelquefois ; ce qui
arriverait bien moins souvent, s'il était moins sinueux et
si le cours de l'eau n'était pas ralenti par une usine, dont
le barrage retient les eaux à un niveau beaucoup trop élevé
et dont tous les inconvénients pourraient être empêchés
par une large *vanne de fonds*.

Dans la plaine haute, les grandes eaux pluviales séjournent peu de temps, parce que, ainsi que nous venons de le
dire, elles trouvent une issue facile vers l'étage inférieur
du côté de la rivière ; mais cela n'empêche pas que ses
terres ne soient humides et quelquefois mouillées pendant
des mois entiers. En effet, partout on rencontre des champs
concaves, dont les bords sont relevés par le déchargement
immémorial de la charrue et par les fossés de circonscription. D'ailleurs, la nature minéralogique du sol l'expose à
une trop grande humidité. Son excessive division moléculaire sur un sous-sol imperméable fait que les terres sont
tassées par les grandes pluies et demeurent submergées
jusqu'à évaporation complète de toute humidité.

L'étage supérieur de la plaine se termine au pied de la
forêt de *Giroussus* ; celle-ci s'élève sur le versant occiden-
tal d'un système de côteaux, qui suivent la rive gauche
du Tarn et qui doivent être considérés comme les dernières ondulations des Cévennes. Le canton de Rabastens
ne s'étend pas au-delà ; de ce côté, il a pour limites ceux
de Gaillac, de l'Ile et de Lavaur.

L'étage inférieur accompagne la rivière du Tarn et remonte un peu, vers le sud-ouest, le long des rivages de
l'*Agoût*, en regard de Saint-Sulpice-de-la-Pointe. Les ber-

ges de cette rivière sont relevées et abruptes comme celles du Tarn. A l'angle formé par la réunion de ces deux cours d'eau, on retrouve les traces d'un ancien camp romain ; on y distingue encore deux *vallum* formant un double retranchement. L'histoire de notre pays nous apprend encore que ce fut sur la même rive, un peu plus haut (à Saint-Vast), qu'eut lieu, en 1202, l'entrevue des consuls de Toulouse avec les députés de Rabastens, et que fut fait entre eux *sincère accommodement* pour la réparation des injures que les consuls de Toulouse avaient reçues des seigneurs et des chevaliers de Rabastens (1).

La superficie totale des deux étages de la plaine, sur la rive gauche du Tarn, dans les deux communes de Coufouleux et de Loupiac, est de 2696 hectares carrés.

Sur la rive *droite* du Tarn, la plaine est moins étendue et se trouve surtout rétrécie en aval, où cette rivière a poussé son lit jusqu'au pied du côteau dont elle n'est séparée, dans une certaine distance, que par la route nationale n° 88, de Toulouse à Albi. Cette grande voie de communication, soutenue au niveau de la plaine par des ponts et des murailles qui se reproduisent de distance en distance et qui semblent la tenir suspendue au-dessus du Tarn, offre aux voyageurs les points de vue les plus variés et les plus pittoresques. Elle ne le cède en rien, par la beauté des sites et par la richesse du pays, à cette route qui longe la Loire dans la Touraine et que les descriptions des touristes ont rendue célèbre. Cette route est devenue la promenade de prédilection des habitants de Rabastens. L'abri que lui fournit le côteau contre les vents du nord la rend très-salubre en hiver, et ceux qui aiment cet

(1) Lafaille, *Annales de Toulouse*, tom. I, preuves, pag. 53.

exercice salutaire ne sauraient choisir un lieu plus agréable.

En amont et au-dessus de Rabastens, la plaine s'agrandit, devient plus large et va se confondre avec celle de la commune de l'Ile. Vers cet endroit (à *Ladin*), elle présente des terrains bas et humides comme ceux de la plaine basse de Coufouleux; des champs concaves; un sol trop perméable sur un sous-sol dur et compacte; des ruisseaux sinueux, peu encaissés et beaucoup trop resserrés pour l'écoulement des eaux pluviales. L'un d'eux étroit et flexueux serpente vers la limite de la commune depuis le côteau jusqu'à la route nationale n° 88, où ses eaux se trouvent arrêtées par une *mouline* (1) dont le *biez* remonte jusqu'au niveau des prairies voisines, ce qui diminue le *tirant* du cours d'eau et l'empêche de se précipiter dans le ravin situé immédiatement au-dessous de cette usine. Cet état de choses fait que les eaux arrivant des collines supérieures stagnent dans les fossés d'écoulement et s'infiltrent d'autant mieux entre la marne et la couche arable du sol. Il serait à désirer que, par une réparation d'ensemble, le lit de ce ruisseau fût abaissé dans tout le parcours et que l'usine en question fût munie d'un déversoir très-profond.

En descendant vers Rabastens, la plaine devient plus étroite, le sol mieux incliné et l'aménagement des eaux plus facile. Une seule disposition peut quelquefois favoriser le débordement de certains ruisseaux après les pluies d'orage. En effet, aux coupures larges et profondes, qui de loin en loin divisent la chaîne de nos côteaux, ne se

---

(1) Expression locale appliquée aux moulins à farine, situés sur les cours d'eau *non navigables.*

rallie point une dépression de la plaine, un sillon dans lequel puissent se continuer les cours d'eau qui viennent des vallons supérieurs. Le détritus immémorial et l'alluvion se sont déposés à l'entrée de ces gorges, si bien qu'à chacune d'elles corrrespond un exhaussement du sol de la plaine. Dès-lors les ruisseaux qui descendent des versants des collines marchent dans une certaine distance sur un sol relevé en dos-d'âne, et c'est ainsi qu'ils sont exposés, après les grandes chutes d'eau, à changer brusquement de lit, en se jetant dans les chemins voisins et en submergeant les champs les plus déprimés.

Le pays de *côteau*, qui se rattache au canton de Rabastens, est traversé du nord au sud par le ruisseau ou rivière de *Passé* (1), qui séparait jadis la *Gallia comata* (Gaule chevelue), comprenant le territoire des *Albienses*, d'avec la *Gallia braccata* (Gaule abrée), qui était le pays des *Tectosages*, dont Toulouse était la capitales (2). Cette petite rivière descend des collines qui s'élèvent vers *Salvagnac*, et se jette dans le Tarn auprès de *Mézens*. Elle est le résultat des affluents nombreux qui viennent des vallons formés par les coupures des côteaux. Ceux-ci s'élèvent à une hauteur qui varie de 65 à 75 mètres. Le col des *Auzerals*, que franchit la route de grande communication n° 17, est à 68 mètres d'élévation, par rapport à la vallée du *Passé*.

L'aspect des côteaux varie selon qu'on les examine en-deçà ou au-delà de ce ruisseau. Aussi forment-ils deux systèmes bien distincts lorsqu'on les considère en se pla-

(1) Du mot *passer* qui, dans la langue celtique, signifiait passage, limite, séparation.

(2) Voyez Dom Vaissette, ouv. cité, tom. I, pag. 149, notes de M. DuMège.

çant sur l'une des nombreuses buttes qui dominent le pays, et qui permettent à l'œil d'embrasser tout le cours du *Passé*, et de suivre la direction des collines sur la gauche et sur la droite de cette rivière.

Sur la *gauche*, ou en-deçà du *Passé* par rapport à la ville, les côteaux suivent une direction générale du sud au nord et présentent deux rangées de sommets, laissant entre eux un large vallon, dans lequel coule le ruisseau de *Grouze*, que l'insuffisance de son lit expose à des débordements très-fréquents. — Vues du côté de la plaine, ces élévations se montrent très-abruptes, depuis Mézens jusqu'à Rabastens; elles laissent voir quelques vignes d'une culture très-difficile, entrecoupées par dés rochers dénudés et taillés à pic. Ce côteau, par sa couleur blanche qui réfléchit admirablement le calorique solaire, par son élévation et sa longueur sans solution de continuité, fournit un excellent abri aux récoltes de la plaine sous-jacente. Au-dessus de Rabastens, cette chaîne de collines s'incline directement vers le nord jusqu'au hameau de *Bessède*, et, dans cette direction, les versants deviennent plus inclinés; les sommets sont séparés par des gorges profondes formant des vallons de la plus heureuse fertilité. On peut en compter six principaux, qui fournissent aux vents septentrionaux une issue facile vers la plaine. Aussi le pays est-il plus froid et les récoltes plus retardées dans cette localité qu'elles ne le sont du côté de Mézens.

Au-delà du *Passé*, c'est-à-dire sur la *droite* de cette rivière, se trouve un autre système de collines, toutes dirigées du nord vers le sud-est et laissant entre elles des vallons très-inclinés, dont les eaux sont promptement ramenées vers le *Passé*. Ces collines, dont les principales

se trouvent dans la commune de *Grazac*, se relèvent
toutes vers un plateau supérieur (de *Réal* à *Montlouve*),
dont les terres ont, au moyen-âge, appartenu à une
commanderie de l'ordre de Malte. Là se trouvent les
limites de notre canton avec celui de *Salvagnac*, qui nous
touche de ce côté par les communes de *Montvallins* et
de *Tauriac*.

A ce plateau supérieur se relient encore quelques autres collines venant de la commune de *Roquemaure*, qui
forme le point le plus avancé de notre canton vers le département de la *Haute-Garonne*. Cette commune est l'une
des plus salubres de notre pays. Les terres y sont généralement fertiles et assez boisées, les vallons y sont largement ouverts du côté du nord, et la crête des côteaux qui
la sillonnent dans tous les sens est ornée de maisons de
la plus belle apparence, qu'un air pur protége contre les
émanations des engrais et des mares d'eau nécessaires à
toute exploitation agricole. Entre toutes les autres, on
distingue une habitation, située dans une position admira-
ble, sur un sommet qui domine tout le pays et d'où la
vue s'étend jusque dans quatre départements différents.
Cette maison ravissante, autour de laquelle on distingue
encore le fossé d'anciennes fortifications, est bâtie sur
l'emplacement qu'occupait autrefois le château des comtes
de Bruniquel, seigneurs de ce lieu (1).

Entre les deux systèmes de côteaux que nous venons de
décrire se trouve la vallée du *Passé*, qui, sous le point
de vue de l'hygiène du pays, mérite de fixer un moment
l'attention. Elle est étroite, cultivée en prairies naturelles
ou artificielles, en chanvre ou en céréales. Le ruisseau

(1) Voyez *Etud. hist. sur l'Albigeois*, par Ch. Compayré, pag. 446.

est peu encaissé, trop resserré et trop sinueux. Il déborde assez souvent, et les causes principales de l'expansion de ses eaux sont : — 1° L'exhaussement et l'engorgement du lit par les éboulements des berges. — Les plantations d'arbres, faites par les riverains jusque sur l'inclinaison des talus, devraient être surveillées. Le vent en agitant les tiges soulève les racines, désunit les terres, qui deviennent dès-lors trop perméables et qui sont entraînées par leur propre poids à la moindre corrosion de la berge. — 2° Le défaut d'inclinaison des talus. — Pour se garantir contre les inondations, les propriétaires amoncèlent des terres sur les bords de leurs champs et accélèrent par cela même la destruction de leur défense, en rendant la berge trop abrupte. Une pente insuffisante facilite partout les éboulements. Les expériences de M. Leblanc pour le département de la Haute-Garonne, ont appris qu'on ne peut compter sur la stabilité des terres que lorsque les talus sont réglés sur une pente de 33 à 34 degrés. — 3° Les *moulines* dont les barrages sont trop élevés. — Ces usines rendent de très-grands services à toute la contrée, et personne n'en conteste l'importance et l'utilité. On en compte trois sur le cours du *Passé*. La plus inférieure, celle de Mézens, se trouve bien encaissée, et son *biez* ne présente aucun inconvénient pour la santé publique. Les deux autres que l'on rencontre en remontant le ruisseau ont des digues trop exhaussées, qui arrêtent les eaux et les font refluer en amont dans les prairies et dans les champs voisins, où elles séjournent presque toute l'année ; de là des terres toujours humides et dont les émanations deviennent pestilentielles durant les chaleurs de l'été.

Vers la partie la plus déclive, la vallée du *Passé* se rétrécit sensiblement. Les deux systèmes de côteau qu'elle sépare se rapprochent au point de ne plus laisser qu'un ravin étroit dans lequel le ruisseau s'est creusé un lit excessivement encaissé, avec des anfractuosités et des excavations dans la roche qui attestent l'ancienneté de son cours.

Là se trouve la commune de Mézens, avec un gros bourg, qui regarde vers la plaine et que domine un château pittoresquement situé. Cette résidence, l'un des plus beaux restes du moyen-âge dans le *bas Albigeois*, doit avoir subi de nombreuses transformations depuis l'an 1226, époque à laquelle elle appartenait à Pelfort de Rabastens (1). Ici les rues sont mal pavées, inégales et montueuses. On les voit toute l'année encombrées par des engrais et des immondices réunis en tas. Les habitants ont contracté la funeste habitude d'y entretenir de la paille à pourrir : ce qui sature le sol des plus sales et des plus infectes humidités, et ce qui livre à l'atmosphère les plus malfaisantes émanations. Une telle incurie explique la ténacité et la gravité des maladies qui sévissent tous les ans, en automnne, sur cette commune. Nulle part la culture n'est mieux entendue qu'à Mézens ; aussi la vie y est en général plus facile pour les travailleurs de la terre. Les légumes et les fruits à noyau y constituent la principale industrie. Une exposition méridionale donne à ce hameau un climat chaud et humide très-favorable à la végétation, et qui n'est pas sans quelques inconvénients pour la santé des hommes. Les côteaux de cette localité sont très-élevés et exposés directement au midi. Un peu boisés à leurs sommets, ils sont abruptes jusqu'à mi-flanc, d'où ils s'inclinent en pente douce pour venir s'appuyer

(1) Voyez Ch. Compayré, *Etud. hist. sur l'Albigeois*, pag. 445.

sur une plate-bande qui les sépare du Tarn, et dont le
niveau se confond avec celui de toute la vallée de cette
rivière. Les berges de celle-ci constituent les limites de la
commune, elles la contournent et décrivent un quart de
cercle, en inclinant vers le couchant d'hiver, parce que
c'est dans cette direction que le Tarn coule pour porter
ses eaux dans le département de la Haute-Garonne.

Telles sont les conditions d'hygiène locale que présente
la surface de notre canton. Une vaste plaine coupée par
une rivière profondément encaissée, deux systèmes de
collines séparées par une vallée étroite : voilà les accidents du terrain sur lesquels se trouvent dispersées les
habitations de notre population rurale. Celles-ci sont pour
la plupart solitaires et isolées ; quelques-unes, réunies
au nombre de quatre, cinq ou six, constituent dans nos
campagnes des groupes de maisons désignés par le nom
des familles qui les ont habitées ou qui les habitent
encore. Elles sont disposées autour d'un pâtus assez
étroit ou d'une espèce de carrefour commun à plusieurs
propriétaires, qui y préparent leurs engrais, y entassent
les fumiers de leurs étables, et semblent, durant toute
l'année, y violer à plaisir les lois les plus simples de
l'hygiène usuelle.

Dans quelques vallons, on rencontre quelques maisons
groupées en plus grand nombre et formant de tout petits
villages, tous infectés par les fumiers et par les eaux que
les habitants laissent croupir dans de grands trous pour
l'usage des animaux. Tels sont les villages de *Raust* et de
Condel, sales et malsains, l'un à cause de son exposition méridionale, l'autre à cause de son enfoncement
dans la partie la plus déclive de la vallée du *Passé*. Des
côteaux très-abruptes le tiennent caché, ainsi que semble

l'indiquer l'étimologie latine de son nom *(conditus)*, et en interceptant les rayons du soleil, ils le laissent même en été exposé à des brouillards du matin qui ne se dissipent que vers le milieu du jour. Ce village, ainsi enfoncé, n'a que quelques maisons dispersées sur un pâtus vaseux, toutes plus humides les unes que les autres, et dont les murs et le sol sont toujours imprégnés d'eau. Le voisinage d'un *biez* de moulin, des fossés encombrés par des plantes marécageuses, la disposition vicieuse des collines qui ne permet pas aux vents de balayer le fond de la vallée, tout contribue à augmenter l'insalubrité de cette petite localité, et à y rendre les fièvres intermittentes très-communes et très-rebelles.

La population rurale, disséminée dans les habitations, les fermes et les chaumières de nos campagnes, s'élève à 5,578 habitants; celle qui est agglomérée dans le chef-lieu de canton, n'est que de 3,420.

Voici la répartition de la population constatée au recensement officiel de 1846, pour les six communes de notre ressort.

Commune de Rabastens	*intrà muros.*	3,420
	extrà muros.	2,006
—	Coufouleux.	1,134
—	Grazac.	1,018
—	Loupiac.	364
—	Mézens.	441
—	Roquemaure.	615
	Total.	8,998

CHAPITRE II.

GÉOLOGIE ET AGRICULTURE.

Entre les *Pyrénées* et une ligne, qui passerait par le flanc des collines secondaires du *Périgord,* du *Quercy* et de l'*Aveyron,* et vers le pied de la Montagne-Noire, il existe un vaste bassin, qui, vu des Pyrénées, offre l'aspect d'une grande plaine, qui s'étend, dans le sens longitudinal, de l'Océan à la Méditerranée.

Tout cet espace de pays, que le professeur Noulet a si heureusement désigné sous le nom de *Bassin sous-pyrénéen* (1), a été occupé, dans les temps géologiques, par un immense lac, dont les vagues battaient jadis le pied des Pyrénées et de la Montagne-Noire, et dont les autres bords sont beaucoup plus indéterminés. C'est encore un problème pour la science de savoir comment ils pouvaient être limités du côté des deux mers. — MM. Constant-Prévost et Raulin n'admettent pas l'existence anti-géologique d'un lac sous-pyrénéen : de la position occupée par les principaux gîtes de fossiles et par les alternances fluviatiles, lacustres ou marines, ils ont conclu que les dernières formations du bassin de la Garonne devaient être considérées comme la conséquence des dépôts synchroniquement opérés à l'ouest par la mer, et à l'est par les eaux

(1) Voyez *Flore du Bassin sous-pyrénéen,* par Noulet. — Préface.

douces affluentes du nord et du sud (1). Mais, quelque brillantes que soient les suppositions des hommes sur l'ouvrage de Dieu, elles laissent toujours quelque doute à l'esprit..... *tradidit mundum disputationibus eorum.*

Quoi qu'il en soit, une immense quantité d'eau submergeait jadis tout le pays sous-pyrénéen. Les dépôts de cette eau ont constitué les terrains que nous cultivons aujourd'hui. Leur épaisseur est des plus considérables, au moins à Toulouse, où le sondage d'un puits artésien fut porté jusqu'à 230 mètres (2), sans que rien annonçât à cette grande profondeur le voisinage du granit. Ils rentrent dans l'étage moyen *(miocène)* des terrains tertiaires.

Le centre de ce vaste bassin est occupé par des dépôts *marno-sableux* et *marno-argileux.* Les calcaires ne se montrent que vers la marge, et constituent, à cette vaste formation, une espèce de ceinture fréquemment interrompue.

Les eaux qui remplissaient le bassin sous-pyrénéen étaient des eaux douces : quelques fossiles intéressants ont été trouvés dans le canton de Rabastens. Tous ceux que l'on découvre dans les couches profondes de notre sol, appartiennent à des animaux terrestres ou lacustres. Les dépôts aréneux et argileux renferment de nombreux débris de grands mammifères et de reptiles dont les races sont éteintes *(mastodonte, diothérium, rhinocéros, paléothérium,* etc.). Les calcaires contiennent des tortues ter-

(1) Académie de sciences, 25 juillet 1848.
(2) Rapprochez de ce chiffre celui de 126 mètres représentant la hauteur des côteaux de *Pech-David*, qui dominent la ville de Toulouse, et l'épaisseur totale sera de 356 mètres. (Voyez Académie des sciences de Toulouse, mémoires de M. Cabiran et de M. Limayrac.)

restres et d'eau douce, et principalement plusieurs espèces de coquilles de petite ou de moyenne dimension *(hélices, cyclostomes, mélanies, hyménées, planorbes, mulettes, etc.).* Tout récemment, M. Noulet a cherché à établir, dans un excellent mémoire, celles qui sont particulières à chaque terrain (1).

La *vallée du Tarn*, au centre de laquelle est placé le canton de Rabastens, fait partie du bassin sous-pyrénéen; il en constitue l'un des prolongements ou l'une des découpures les plus avancées vers le nord. Elle s'élève en amphithéâtre, abritée par la Montagne-Noire, les monts de Lacaune et ceux de l'Aveyron ; elle est ouverte en fer-à-cheval vers le sud-ouest du côté de la Haute-Garonne (2), ce qui donne à nos contrées certains inconvénients d'une exposition méridionale. — Nous aurons occasion de revenir sur ce sujet.

Au pied des montagnes, qui forment ainsi une enceinte demi-circulaire au bassin du Tarn, c'est-à-dire, dans tout le pays qui domine la forêt de la Grésigne, du côté de Cordes, au-dessus d'Albi et en revenant vers Réalmont jusque dans les anciens diocèses de Castres et de Lavaur, apparaissent les terrains calcaires ; mais au centre de ce pays, et en particulier dans notre canton, le sol est géognostiquement constitué par des roches tendres : argiles, sables, marnes et gré mollasse. Si l'on examine les saillies les plus abruptes de nos côteaux et les berges du Tarn, on reconnaîtra facilement que ces dépôts divers sont disposés par assises horizontales, d'une épaisseur

_____

(1) *Mémoire sur quelques Coquilles fossiles du Bassin sous-pyrénéen*, par Noulet : dans le Recueil des mémoires de l'Académie des sciences de Toulouse pour 1846.

(2) Voyez *Explication de la carte géol. du Tarn*, par M. Boucheporn.

variable, sans aucune alternance régulière et suivie. Le fonds de ce cours d'eau, d'après les ingénieurs de la navigation, est constitué par un rocher de médiocre résistance *siliço-marneux* et très-affouillable (1); sur ses rivages se voient des strates ou lits horizontaux de marne et de sable, ou de gré plus ou moins compacte. La marne est quelquefois mélangée avec l'élément siliceux et devient excessivement friable; le plus souvent elle est combinée avec une proportion plus ou moins forte d'argile. Elle est ordinairement disposée par couches assez minces, tandis que le gré mollasse forme le plus souvent des bancs ou des assises plus épaisses.

Ces trois éléments, argile, marne et sable, se trouvent donc inégalement distribués dans la vaste nappe tertiaire de la vallée du Tarn. Il serait avantageux que des recherches exactes fissent connaître de quelle manière ils sont répartis à la surface, c'est-à-dire dans la couche qui se trouve directement en contact avec la terre végétale, et qui constitue ce que les agriculteurs ont appelé le *sous-sol*. Les travaux partiels ou généraux, qui pourraient être entrepris pour l'assainissement du pays et pour l'aménagement des eaux, ne sauraient être convenablement dirigés, si l'on ne connaît parfaitement la nature, l'inclinaison et la profondeur de ce sous-sol. Dans la commune de Coufouleux, il est partout constitué par une marne argileuse des plus compactes et des mieux imperméables. Plus en amont, dans la commune de Loupiac, on ne rencontre guère au-dessous de la couche arable que des sables grossiers et du gré mollasse. Dans le côteau,

(1) Voyez *Rapports sur la Navigation du Tarn*, par M. Berdoulat, pour 1845, et par M. Couderc, pour 1846.

l'argile domine : on en voit des masses énormes, remarquables par leur viscosité et leur couleur rouge. Les tranchées récemment entreprises, pour l'installation de plusieurs routes, ont fait voir que la première chaîne de côteaux, ceux qui dominent Rabastens, présente ordinairement l'argile combinée presque partout avec une forte proportion de marne, et formant un rocher assez dur pour être employé à la construction des maisons et à l'empierrement des routes. On y rencontre aussi quelques masses de gré mollasse et de sables grossiers. Les collines qui s'étagent au-delà du *Passé* sont formées par une masse d'argile plastique, véritable terre à potier, chargée d'une certaine proportion d'oxyde de fer.

Tous ces éléments géologiques, n'offrant qu'une médiocre résistance à l'action destructive des agents atmosphériques, se sont peu à peu transformés à la surface en une couche détritique, qui, mélangée avec les débris organiques des végétaux, a constitué la *terre végétale.* Dans le canton de Rabastens, cette couche est généralement très-fertile, et la culture s'en est emparée de très-bonne heure. Dès la fin du huitième siècle, la fertilité du pays était déjà reconnue. Louis-le-Débonnaire, fils de l'empereur Charlemagne et roi d'Aquitaine, abolit, en 797, un tribut militaire qui était payé en nature; or, disent les historiens du temps, « les peuples d'Albi-
» geois, qui faisaient partie de l'Aquitaine, furent ceux
» qui profitèrent le plus de l'abolition de ce subside, à
» cause de la grande quantité d'espèces en blé et en vin
» qu'on exigeait d'eux tous les ans par rapport à la fertilité
» du pays (1). » Nos terres ont toujours conservé cette

(1) Voyez Dom Vaissette, *Hist. gén. de Languedoc*, t. II, p. 151.

réputation de fécondité. En 1734, de Basville, intendant de la province du Languedoc, signalait la fertilité de la plaine qu'arrose le Tarn ; il dit même que, déjà à cette époque, les vins de Gaillac étaient transportés en bateau, comme ils le sont encore aujourd'hui, jusqu'à Bordeaux, pour y être vendus aux Anglais (1).

De nos jours, la plus riche végétation pare la surface de notre pays. La vigne couvre de vastes surfaces, on lui consacre les terrains caillouteux et les cîmes des côteaux. Les céréales prospèrent dans les plaines et sur les versants des collines. Les prairies artificielles ont amélioré nos terres et augmenté les ressources de l'agriculture. Elles ont facilité les moyens de tenir plus de bestiaux et d'augmenter les engrais. Si l'agriculture n'est pas arrivée parmi nous à ce degré de perfection, où l'homme qui aime son pays peut le désirer, il n'en est pas moins vrai que les biens-fonds y sont en général bien cultivés et que les récoltes y sont, année commune, plus que suffisantes à notre consommation.

Dans le pays de côteau, on ne rencontre guère que des sols argileux, ou *terres-fortes*, variant par la proportion de carbonate de chaux et par la quantité toujours peu considérable de sable qu'ils contiennent. Sur les plateaux élevés, sur les crêtes des collines, les lavages fréquemment réitérés des eaux pluviales ont entraîné les principes solubles du sol (les sels et l'alumine), et n'ont laissé qu'un sable blanchâtre tout-à-fait stérile. Des labours profonds, qui soulèveraient la marne sous-jacente, pourraient rendre un peu de fécondité à ces vastes surfaces, qui n'atten-

(1) Voyez *Mémoire pour servir à l'Histoire de Languedoc*, par de Basville, p. 258.

dent qu'un amendement bien entendu pour produire
autant que les meilleurs fonds. Dans les vallées, les terres sont tenaces : il faut, pour les améliorer, des fumiers
pailleux et profondément enfouis ; sur les versants, l'exposition et le degré d'inclinaison modifie notablement la
nature des terrains : au midi, ils durcissent en été, se
montrent difficiles à ouvrir, et, en se contractant à cause
de leur richesse argileuse, ils se gercent, se crevassent
et compromettent les récoltes pendantes ; au nord, les
champs sont frais et longs à ressuyer, aussi ils exigent
des engrais chauds et abondants. Ce sont néanmoins ces
terrains, qui sont les plus propres à la culture des trè-
fles, parce que les racines tendres et chevelues de cette
plante s'accommodent mal avec les longues sècheresses de
nos étés.

Dans la plaine, on trouve partout des sels *siliço-argi-
leux,* sans aucune trace de carbonate de chaux et qui
prennent différents noms, *boulbène* ou *lises,* selon leur
plus ou moins de division moléculaire. Ces terres ont
toutes une fâcheuse disposition à se battre par la pluie
et à acquérir une dureté extrême pendant les chaleurs
de l'été. Du reste, dans toute la plaine s'étend une assise
de *grave,* qui se montre, tantôt à découvert, tantôt
au-dessous des couches arables, et qui repose partout
directement sur le sous-sol, c'est-à-dire sur la marne ou
sur le gré. Cette zone, dont l'épaisseur varie de 1 à 3
mètres, est composée de petits galets ou cailloux roulés,
mêlés de sable et d'un peu d'argile ferrugineuse. Loin du
côteau et vers les points les plus déprimés de la plaine,
qui avoisinent les rivages du Tarn, cette assise de gravier se montre à nu et constitue ce qu'on appelle ici
la *grave vive.* Elle convient particulièrement à la vigne

et aux fruits à noyau. En s'élevant un peu plus dans la plaine, et surtout vers l'étage supérieur qu'elle forme sur la rive gauche, ce dépôt caillouteux est recouvert par une couche ordinairement peu épaisse de sable *(lise)*, mêlé parfois à une faible proportion d'argile *(boulbène)*. Ce sont des terres chaudes, qui, avec l'aide d'un manége bien entendu, poussent bien le bois, plaisent aux céréales et donnent aux récoltes une maturité précoce.

Ces couches de sable et de galets, qui constituent le sol de la plaine, sont d'une date moins ancienne que l'argile des côteaux. Ce sont des dépôts dus au retrait des eaux du Tarn. — A mesure que son lit s'est resserré et s'est concentré vers les points les plus déprimés, soit au milieu du bassin, soit au pied des côteaux, les eaux, qui dans les temps géologiques couvraient notre contrée tout entière, s'épanchèrent peu à peu vers l'Océan, et alors commencèrent à apparaître les collines les plus élevées. Bientôt les courants, devenus moins considérables, ne couvrirent plus que le fond des vallées, où se resserrant encore davantage, ils n'en occupèrent plus que la portion la plus déclive. C'est ainsi que, dans la vallée du Tarn, se sont formés les étages de la plaine haute et de la plaine basse. C'est dans cette dernière surtout que les eaux ont déposé en abondance des principes minéraux insolubles et parfaitement bien lavés, parce qu'elles ont dû en couvrir bien longtemps toute la surface, jusqu'à ce que, ayant corrodé la roche sous-jacente, elles se sont creusé un sillon et se sont resserrées dans un ravin étroit pour former cette rivière qui, aujourd'hui, donne son nom à notre département.

Au pied des côteaux de la rive *droite*, les éboulements successifs se sont avancés vers la plaine et ont formé

une couche puissante au-dessus de la *grave*. Cette couche
est de la plus heureuse fécondité. En amont de Rabastens,
en suivant le côteau jusqu'aux limites du canton, les
détritus argileux et calcaires des buttes voisines se sont
mélangés avec la silice de la plaine et une forte proportion
de débris organiques et ont constitué un *terrain détritique siliço-argilo-calcaire* de la plus haute fertilité. La
jachère est inconnue dans cet heureux sol : chargé tour à
tour des plus riches produits en céréales et en légumineuses, il ne demande que le secours de la charrue ou de
la bêche. Au-dessous de Rabastens, les terres qui longent
le côteau sont encore très-fertiles, mais moins siliceuses
et plus argileuses que les précédentes : elles réclament des
fumiers pailleux et des plantes fourragères à racines dures
et fibreuses, telles que celles du sainfoin ou espercet
(médicago sativa).

Plus en aval et dans la commune de Mézens, le carbonate de chaux prédomine et donne au sol de cette localité
une fertilité qu'augmente encore son exposition méridionale. Aussi les légumes et les fruits à pulpe sucrée y
viennent à souhait. Les primeurs et les pêches de Mézens
ont acquis une célébrité justement méritée. Ici d'ailleurs
la propriété est extrêmement morcelée, et partout où le
sol appartient à plusieurs, il donne des produits plus
abondants et plus parfaits.

Du reste, dans le canton de Rabastens, les grandes propriétés s'en vont : par suite du principe écrit dans nos lois
et adopté par nos mœurs, les possessions moyennes du sol
apparaissent; et celles-ci, en occupant à la fois plus d'in-
telligences et plus de bras, rendent à l'Etat et à l'art
agricole plus de services que n'en rendaient autrefois les
exploitations de vastes surfaces. On a prétendu qu'il ré-

sultait de la petite culture un abaissement dans le chiffre
des animaux entretenus sur le sol : c'est une erreur. Dans
la Limagne d'Auvergne, l'un des pays les plus morcelés
de la république, on a trouvé 676 bêtes à cornes, dans
une petite commune d'une superficie de 1,650 hectares (1).
Où donc la grande culture a-t-elle présenté quelque chose
d'analogue ? Pour notre arrondissement dont le sol se
fractionne de plus en plus, on a évalué la population de
l'espèce bovine à 13,500 bêtes ; celle des troupeaux , à
88,500 et celle des porcs, à 9,600 (2).

Le bien-fonds a acquis une telle valeur dans le canton
de Rabastens, qu'il est partout en état de culture. Les
pâtus et les bruyères ne figurent que pour une très-faible
proportion dans les relevés de notre cadastre. Grâce aux
prairies artificielles, qui sont venues si heureusement s'in-
tercaller dans l'antique assolement, blé, maïs et jachère,
celle-ci est peu connue aujourd'hui. Partout la terre est
cultivée ; sur tous les points la pioche et la charrue tour-
nent et retournent annuellement la surface du sol, ce qui
n'est peut-être pas sans quelque influence sur la santé
publique : en effet, les bois et les prairies naturelles sont
recouverts par un gazon plus ou moins ancien, sur lequel
l'eau de la pluie ne fait que glisser ; mais dans les terres
travaillées , elle est retenue dans l'interstice des glèbes ,
elle s'épanche dans les sillons et dans les raies d'écoulement pour s'élever en vapeurs dans l'atmosphère aux
premiers rayons du soleil. Les céréales, les vignes et les
récoltes sarclées, qui constituent les principales ressour-

(1) Jusseraud, représentant du Puy-de-Dôme, *Rapport à la confé-
rence agricole de l'Assemblée législative* (septembre 1849).

(2) Voyez *Statistique de la France*, dressée au ministère de l'agriculture et du commerce.

ces du pays, exigent que les champs reçoivent plusieurs façons, ce qui, aux yeux d'un observateur hygiéniste, laisse la surface de nos campagnes dans les conditions les plus favorables pour absorber les eaux pluviales et pour se prêter aux lois de l'évaporation.

Voici un tableau qui fera connaître les proportions ou l'extension données à chacune de nos différentes cultures. Les éléments en ont été recueillis dans les matrices cadastrales.

COMMUNES.	TERRES	PRÉS	VIGNES.	BOIS.	PATUS et Bruyères.	Propriétés bâties	non imposées.	TOTAL.
RABASTENS. .	4,729	254	848	337	215	26	221	6,630
COUFOULEUX..	1,934	167	237	96	160	6	114	2,714
GRAZAC. . . .	1,741	68	232	941	152	7	60	3,201
LOUPIAC. . . .	735	66	108	104	29	1	39	1,082
MÉZENS. . . .	319	8	101	114	20	2	26	590
ROQUEMAURE..	918	19	169	361	41	2	26	1,536
TOTAUX.	10,376	582	1,695	1,953	617	44	486	15,753

Telle est la distribution agronomique de notre sol. Les plus vastes surfaces sont réservées à la culture des céréales ; leur rendement varie à l'infini. Dans les terres légères, le cultivateur retrouve à peu près la valeur de son travail, et, dans les meilleurs fonds, le revenu pour le propriétaire n'est, tous frais payés, que de 3 à 4 $\frac{1}{100}$, par rapport au capital représenté par la valeur du bien. Il pourrait cependant s'accroître considérablement, si les hommes qui ont reçu quelque éducation voulaient vivre à la campagne et se mettre sérieusement à la recherche des meilleures méthodes. L'agriculture ne demande pas seulement des capitaux et une propriété suffisamment garantie, elle exige de la part de ceux qui s'y consacrent de l'intelligence et du savoir. Pendant trop longtemps elle ne fut qu'une routine grossière; en réalité, c'est une science magnifique et une noble occupation. Elle veut, pour atteindre la perfection, une étude sérieuse des sciences naturelles, une longue pratique et une connaissance approfondie de tout ce qui peut augmenter la production. Aussi elle a droit à la protection spéciale du gouvernement, et nous constatons avec plaisir qu'elle est devenue l'objet de la sollicitude de nos hommes d'état. L'enseignement vient d'en être organisé par la loi du 3 octobre 1848. Cette loi, due au zèle et à l'expérience éclairée d'un ministre de la république, tend d'abord à centraliser cet enseignement dans l'*Institut agronomique de Versailles*, qui, selon l'heureuse expression de M. Charles Dupin, réunira tous les genres d'utilité à côté du Musée qui rassemble toutes les gloires; elle disséminera ensuite les principales notions de l'art agricole, parce qu'elle porte qu'il sera établi une *ferme-école* dans chaque département, et que cette organisation sera successivement étendue à chaque arrondissement.

Une exploitation de ce genre est déjà instituée dans notre département, dans la commune de Moularés, à 28 kilomètres au-dessus d'Albi. Quant à nous, nous ne jouirons réellement des bienfaits de la loi nouvelle, que lorsqu'une *ferme-école* aura été établie dans notre arrondissement. L'habitant de nos campagnes est surtout pratique, il croit peu aux paroles, mais il ne résiste pas à l'exemple, et il consent facilement à répéter chez lui les expériences qu'il a vu réussir chez son voisin. Notre agriculture, d'ailleurs, diffère essentiellement de celle de la partie montagneuse de l'Albigeois, et tout ce qui serait essayé dans les autres arrondissements n'enseignerait rien à nos cultivateurs : il n'y aura pour eux de progrès agricole que lorsque une école expérimentale, placée vers la basse vallée du Tarn, pourra leur servir de modèle et mettre sous leurs yeux la mise en pratique des procédés les plus économiques et les plus productifs.

CHAPITRE III.

CLIMAT.

Des variations de température quelquefois désastreuses pour les fruits de la terre et pour la santé des hommes, une irrégularité incompréhensible dans la succession des vents et des changements brusques qui surviennent à chaque instant dans les divers états du ciel, constituent le caractère distinctif du climat propre à la partie basse du département du Tarn. Cette inconstance de notre climat reconnaît pour cause l'influence de deux espèces de vents principaux dont les stations nous ramènent alternativement la chaleur et l'humidité, le froid et la sécheresse. Les uns soufflent du sud et inclinent plus ou moins vers l'est, les autres viennent du nord et tendent ordinairement à tourner vers l'ouest.

Parlons d'abord de celui qui modifie le plus essentiellement notre climat. Le sud-est, que nous appelons *vent d'autan*, réchauffe l'atmosphère, prépare la pluie et les orages. Vers l'époque des équinoxes, il alterne souvent avec le nord-est *(solaire)* : l'*autan* commence à souffler vers le lever du soleil et est remplacé le soir par le *solaire* qui dure jusqu'au lendemain. Lorsque ces deux vents affectent ce rhythme, nous avons une longue série de beaux jours. — Nous distinguons ici deux espèces de sud-est : le sud-est vrai et l'est-sud-est ou vent d'*autan blanc*. C'est le souffle de ce dernier vent qui nous procure quelques beaux jours au milieu de nos hivers, et qui leur communique quelquefois la température douce du printemps. L'organisme de l'homme supporte mal l'impression du vent *d'autan* : sous son influence, le corps est abattu, le tissu cutané est relâché, on est lourd, peu apte au travail; enfin les opérations intellectuelles participent à l'accablement corporel : *plombeus auster*, disait Horace. Les personnes faibles ou névropathiques sont celles qui en ressentent les plus fâcheuses influences, et les animaux mêmes éprouvent l'affaiblissement qu'il produit. — Au printemps, lorsque la terre est humide, il favorise singulièrement la végétation; mais en été, il dessèche la terre, renverse les céréales, raccornit les grains, et quelquefois détruit en un moment les plus belles espérances. — A son approche, les menuiseries des appartements se gonflent, le pavé des rues, et, dans l'intérieur des maisons, les marbres, les vitrages et les murailles se chargent de vapeurs aqueuses que ce vent transporte. Alors une chaleur humide, appelée *calimas* dans l'idiôme expressif du pays, rend l'atmosphère humide et fait descendre le baromètre jusqu'à 27 pouces. Aussi n'est-il pas rare en été de voir de véritables ouragans succéder aux rumbs du vent *d'autan*, avec lequel vient lutter tout-à-coup le souffle impétueux de l'*ouest-nord-ouest*; de ce choc résulte l'accumulation des nuages et la précipitation de la pluie (1).

(1) Sur les effets du vent d'*autan*, voyez *Topographie médicale de la Haute-Garonne*, par Saint-André, pag. 477. — Lafont-Gouzi, *Discours pour la séance publique de la Société de médecine pour 1803*. — Broquère, *Topographie médicale de Lombez*, dans le Journal de méd. et de chir. de Toulouse, tom. IX, pag. 252. — *Agriculture du département*

Les effets du nord-ouest sont bien différents de ceux-ci et modifient notre climat d'une manière toute inverse. Ils varient, du reste, selon qu'il incline plus vers l'ouest ou plus vers le septentrion. Dans le premier cas, il nous apporte les vapeurs de l'Océan; dans le second, au contraire, il repousse les nuages, et il rend l'air froid et sec. Le *nord-ouest* souffle habituellement en hiver, il est quelquefois très-impétueux et il porte la salubrité dans nos contrées, en rendant l'atmosphère moins chaude et moins humide. En été, il modère la chaleur et nous protége contre la fâcheuse influence des longues sécheresses. Ce vent eut des temples chez les Romains, qui l'avaient appelé *divus Circeus*, du mot celtique *circh*, qui signifie impétuosité. En hiver, il resserre les corps et tonifie les êtres organisés; sous son influence, on est plus fort, plus agile, on a meilleure couleur ; l'ouïe est plus fine, et les douleurs antérieures de la poitrine se font plus vivement sentir *(Hippocrate).*

De la succession alternative des deux espèces de vents dont nous venons de parler, résulte, pour la partie basse du département du Tarn, des saisons tout-à-fait mal réglées. Le printemps se confond avec la fin de l'hiver et avec le commencement de l'été. L'époque ordinaire des plus grands froids est du 15 décembre au 15 février, à deux ou trois reprises de cinq à six jours chacune : ce qui doit faire entendre que, dans nos contrées, on n'éprouve guère un mois d'un froid continu et de la même intensité, mais un froid que le moindre vent du midi tempère ou fait cesser. Le besoin d'allumer du feu

du Tarn, par MM. les inspecteurs de l'agriculture. Imprimerie royale 1845, pag. 25.

dans les appartements se fait sentir dans les premiers jours de novembre et se prolonge jusqu'à moitié mai. Cependant nos hivers ne sont pas généralement très-rigoureux. La neige tombe parfois, mais elle séjourne trop peu sur la surface de la terre, pour qu'elle puisse exercer aucune influence sur la végétation. Le printemps se fait longtemps attendre, et, à vrai dire, cette saison n'existe pas pour nous. Vers l'équinoxe de mars, au moment où le soleil franchit la ligne équatoriale, la masse atmosphérique est tumultueusement ébranlée par des tempêtes, qui soulèvent de gros nuages et qui communiquent à la première période du printemps un état excessivement mobile, humide et froid. Les vapeurs apportées par le vent d'ouest se condensent en pluie, neige ou grêle, et alternent fréquemment dans la même journée avec des éclaircies, dans lesquelles le soleil se montre brillant et limpide. Telles sont les bizarreries thermométriques et barométriques devenues proverbiales, sous le nom de *giboulées de mars*. — Les gelées blanches du mois d'avril rendent les matinées très-fraîches et compromettent plusieurs récoltes. Des transitions de température brusques et désagréables se font sentir quelquefois jusqu'à la fin de mai, et nous font éprouver la nécessité de rechercher le feu, que la douce chaleur de quelques premiers beaux jours avait fait abandonner.

L'été est presque tous les ans chaud et très-sec. Sa plus grande intensité dure deux mois : juillet et août ; encore faut-il admettre ici quelques intervalles, car le plus petit orage ou seulement le vent du nord suffit pour rafraîchir le temps et pour nous forcer quelquefois à reprendre, pour quelques jours, les habits d'hiver. Le beau temps, dans cette saison, n'est assuré que lorsque le vent souffle du côté du nord. Le vent *droit* ou *nord-est-quart-nord* règne habituellement au temps de la moisson. Il est très-favorable à la floraison des blés. Les cultivateurs l'appellent de tous leurs vœux, parce qu'il assure une bonne récolte en favorisant la maturité des céréales. C'est le *vent grenetier* de quelques provinces du sud-ouest de la France ; dans tout le Haut-Languedoc, il est appelé *ben graniboul*.

La position géographique de la vallée du Tarn contribue à rendre les chaleurs d'été plus accablantes dans nos contrées qu'elles ne le sont dans les pays voisins. Notre plaine est ouverte vers le sud-ouest du côté de la Haute-Garonne, et se trouve abritée, du côté du nord, par des côteaux qui la circonscrivent et qui s'élèvent, par échelons successifs, jusqu'aux montagnes de Lacaune et de l'Aveyron. Cette disposition explique pourquoi, dans notre contrée, les nuits d'été sont excessivement chaudes. Dans les cinq années qui viennent de s'écouler (1), la moyenne de la température se trouve être à peu près la même à dix heures du soir et à dix heures du matin (21 +°), pour les mois de juillet et d'août, celle de midi ne s'élevant pas au-dessus de 24 +°. En 1847, on a pu voir, pendant quelques jours, la colonne mercurielle se soutenir entre 28 et 30 +°, depuis minuit jusqu'au lever du soleil, et alors seulement se produisait un abaissement de 3 ou 4 degrés. Si les fièvres intermittentes sont très-fréquentes dans nos pays pendant les fortes chaleurs de l'été, on ne doit pas en rapporter la manifestation, comme le prétendent quelques étiologistes, à la différence qui peut exister entre la température du jour et celle de la nuit.

(1) Ces lignes ont été écrites en janvier 1849.

L'automne est la saison la plus régulière qui soit donnée à notre climat : elle nous procure presque tous les ans une longue série de beaux jours; sa douce température est très-favorable à la préparation des terres et à leur ensemencement. Elle se prolonge quelquefois jusqu'à la fin de novembre, et constitue ce qu'on a appelé l'*été de la Saint-Martin*, qui permet aux grains d'hiver d'accomplir leur germination dans les meilleures conditions.

Nos terres reçoivent annuellement 25 à 26 pouces d'eau; nous comptons environ 130 jours pluvieux; mais cette pluie est mal distribuée, et pour nos récoltes, et pour la santé des hommes. D'un mois à l'autre, la moyenne de la pluie peut varier depuis 0 jusqu'à 150 et 160 millimètres. De longues sècheresses succèdent quelquefois à la plus grande humidité et favorisent ainsi le dégagement des miasmes de la terre. Les pluies sont fréquentes pendant l'hiver; elles se prolongent souvent par intermittences jusqu'au commencement du printemps. — Lorsqu'à cette époque elles sont suivies ou accompagnées d'une température froide, les récoltes jaunissent, et pour peu que cet état dure, elles se relèvent ensuite difficilement de cette épreuve. — Les averses de l'Ascension et de la Pentecôte, devenues proverbiales dans le canton de Rabastens, durent souvent pendant une dizaine de jours (1) et causent une perte réelle aux cultivateurs. — Avec l'été commence une sècheresse qui se continue sans pluie pendant des mois entiers. Cette circonstance rend très-précaire la culture des récoltes sarclées, et favorise singulièrement l'endémie des fièvres intermittentes, qui s'établit tous les ans au sein de nos populations agricoles.

(1) *Agricult. du départ. du Tarn*, ouvrage cité, p. 26.

Il est rare que l'automne soit pluvieuse ; mais vers la fin de cette saison nous sommes exposés à des brouillards d'autant plus persistants, que la température n'est pas encore assez froide pour les condenser et les précipiter en pluie.

Toutes ces mutations brusques et fréquentes dans les qualités physiques de l'air qui nous environne ont de tous les temps caractérisé le climat des pays sous-pyrénéens. Sans doute, avant la conquête romaine, lorsque nos contrées étaient couvertes par de hautes futaies, que les rivières étaient mal endiguées, que les vallées n'étaient que de vastes marécages, le climat de la Gaule était beaucoup plus froid et beaucoup plus humide qu'il ne l'est aujourd'hui. Tous les témoignages concourent à proclamer la durée de ses hivers, la surabondance de ses pluies et la turbulence de ses tempêtes ; mais les premiers travaux de culture eurent pour effet immédiat d'adoucir les saisons, et les défrichements opérés successivement depuis cette époque n'ont changé en rien la constitution atmosphérique de la France. Le froid de l'antique Gaule commença à s'adoucir dès les premières années de l'ère chrétienne. Durant le premier siècle, Pline vit la vigne se propager jusqu'en Auvergne. Les observations faites en Amérique et dans d'autres pays coloniaux ont prouvé que le déboisement d'une contrée a pour résultat immédiat de rendre l'hiver moins long et les pluies moins abondantes, tout en altérant la régularité quotidienne du climat. Cela se conçoit facilement, car la hache, qui abat les grands arbres des forêts, détruit les barrières naturelles qui séparent les climats physiques, et leur ouvre des communications directes : alors ils s'influencent librement entre eux, et compensent leur action et leurs effets. Dans nos pays déboisés, cultivés et peuplés, le climat demeure constant et toujours le même, malgré la versatilité qui a toujours été son caractère fondamental. Depuis longtemps notre atmosphère s'est mise en rapport avec les climats voisins, et ce rapport une fois établi, les choses sont demeurées en état, et n'ont plus varié. Il faut donc repousser l'opinion de ceux qui prétendent que les dernières coupes de bois ont eu un effet fâcheux sur notre climat, et l'ont rendu plus âpre et plus froid. Si l'on compare les tables météorologiques publiées à Toulouse par Marcorelle, en 1747, avec celles qui ont été faites dans ces dernières années, on reconnaîtra dans les unes et dans les autres que le climat de cette ville a toujours été remarquable par l'irrégularité des saisons; cependant, dans les dernières, le sud-est paraît avoir acquis une certaine prédominance (1); or, ce vent est habituellement chaud et humide. Le climat n'est donc pas devenu plus froid, comme on le pense généralement.

Cette question de la constance ou du changement des climats a résisté aux efforts combinés des savants et des érudits, et cela, parce que les uns et les autres se sont obstinés à prendre pour terme de comparaison l'ancienne Gaule avant qu'elle fût entièrement défrichée et cultivée. Quelques textes de Diodore de Sicile, quelques faits consignés dans Tacite ou dans les Commentaires de César ont servi de thème aux innombrables dissertations des compilateurs; mais, ainsi que l'a fait remarquer M. de Villeneuve pour le climat de la Provence (2), de notables

(1) Voyez *Topographie médicale de la Haute-Garonne*, par Saint-André, pag. 475.

(2) Voyez *Statistique du département des Bouches-du-Rhône*, par le comte de Villeneuve, tom. I, pag. 215.

améliorations climatériques ont eu lieu dès les premiers siècles de notre ère, tandis qu'aucun changement appréciable ne s'est opéré depuis l'an 400.

Abusant de l'art de grouper les citations historiques, M. Fuster a tout récemment bâti un brillant système de transformations successives éprouvées par le climat de la France. Tirant des conséquences absolues de quelques passages vagues et incertains, cet auteur, doué du reste d'un séduisant talent d'exposition, a posé en fait que le climat de la Gaule, adouci dès les premières années du christianisme, a continué de s'améliorer jusqu'au neuvième siècle; alors il s'est détérioré de nouveau pour devenir plus froid, plus humide et plus agité. Toutefois, cette détérioration n'aurait été manifeste pour les provinces méridionales que depuis le dix-septième siècle, et aujourd'hui la dégradation est d'autant plus rapide et plus désastreuse qu'elle est devenue générale pour toute l'Europe occidentale (1). On peut tourmenter l'histoire à plaisir et lui arracher des preuves en faveur des systèmes les plus contradictoires; et c'est surtout en matière de climatologie que s'appliquent, en tous points, ces paroles de M. le colonel de Puysségur : « Depuis quelques années on a » abusé de l'autorité de l'histoire; chaque système lui a » emprunté la fausseté et la partialité de son opinion (2). » Un savant illustre, honoré depuis longtemps pour sa scrupuleuse probité scientifique, a été choqué des inexactitudes que renferme le livre sur les *Changements du climat de la France*. M. Dureau de la Malle s'est imposé la tâche

(1) Voyez *Des changements dans le climat de la France*, par le docteur Fuster, 1 vol. in-8º (Paris, 1845).

(2) *De l'influence divine sur les événements humains*, par le marquis de Puysségur, 1 vol. in-8º (Paris, 1840).

de les réfuter au sein de l'Académie des Sciences (1). Il a
fait voir qu'un grand nombre de citations étaient inexac-
tes, que plusieurs étaient faussées quant à leur véritable
interprétation, et qu'en réalité notre climat n'avait pas
subi ces oscillations d'amélioration et de dégradation ima-
ginées par M. Fuster.

Pour ne parler que de notre pays, le climat est
demeuré invariable depuis que le sol a été complètement transformé par les travaux de l'agriculture.
Dans tous les siècles, de grandes intempéries ont été
observées; des fleuves ont débordé ; des rivières ont
été gelées malgré la rapidité de leurs cours. L'antiquité
tout entière a déposé des effets terribles du nord-ouest :
Diodore de Sicile nous apprend qu'il renversait les cava-
liers et soulevait des pierres grosses comme un œuf. Mais
c'est ce que nous voyons encore aujourd'hui, et, le 23 décembre 1846, ce même vent a emporté plusieurs ponts
en fil de fer et a renversé l'église d'une de nos paroisses
rurales. Ces grandes intempéries, ces trombes d'eau, ces
froids excessifs, ces chaleurs qui quelquefois brûlent nos
moissons, ne sont que des accidents locaux, et ne prouvent
absolument rien en faveur de la constance ou de la muta-
tion des climats. C'est ainsi que la congélation exceptionnelle d'un fleuve ne saurait caractériser l'état climatéri-
que d'une contrée. Diverses circonstances atmosphériques
et accidentelles peuvent faire descendre sur un point donné
du globe des couches très-refroidies des hautes régions.
La Seine n'était pas gelée à Paris en 1707, tandis qu'à
Toulouse la population se promenait sur la Garonne (2).

(1) Séances du 25 mai et du 29 juin 1846.
(2) Voyez *Thèses de la Faculté de médecine de Paris* pour 1838,
n° 278.

Une atmosphère alternativement trop chaude ou trop
froide, un désordre absolu dans la marche des saisons
sont donc le caractère originel et permanent de notre
climat. Dans un opuscule, remarquable du reste par une
certaine érudition, Oger Férier signale, pour cause de la
peste qui ravagea Toulouse en 1548, les variations thermométriques de l'atmosphère : « Nous avons eu en ce der-
» nier automne, dit cet auteur, hiver et printemps : à cette
» heure, froid ; à cette heure, pluie ; à cette heure, grand
» vent, et l'année quasi toute nébuleuse avec grande iné-
» galité d'air (1). » J'ai pu compulser les manuscrits d'un de
nos compatriotes, Etienne Dufaug, qui exerça la médecine
à Rabastens, et qui nous a laissé un traité de la peste
qui désola cette ville il y a deux cents ans. Il écrivait en
1630 (2), et il disait qu'à cette époque les fièvres intermittentes du type tierce étaient extrêmement fréquentes
dans la circonscription habituelle de sa clientelle et principalement au local de Saint-Pierre-de-Bracou, situé
aujourd'hui dans la commune de Coufouleux. Ce qui est
l'expression exacte de ce que nous observons encore de
nos jours : d'où il est raisonnable d'induire que, puisque
le génie morbide de notre contrée n'a pas changé, notre
climat ne doit avoir subi aucune transformation importante.

L'aisance que le morcellement des propriétés a répandue

---

(1) *Remède préservatif et curatif de peste*, par Oger Férier, médecin,
natif de Toulouse. A Lyon, chez Jean de Tournes, MDXLVIII, broch.
in-18 de 93 pages, pag. 19.

(2) *OEmologie*, ov sont esclaircies plvsievrs difficvltez touchant la nature, préservation et curation de la peste, par M. Jean Estienne Dufaug,
médecin, habitant de Rabastens, broch. grand in-12, 114 pages. A
Toulouse, chez la veuve Colomiez, MDCXXX.

dans les masses et la civilisation progressive qui en a été
la conséquence ont bien pu, comme l'ont observé quelques hygiénistes, rendre plus fréquentes les phlegmasies
des principaux viscères et donner à nos affections un
caractère plus aigu et plus inflammatoire ; mais cette fréquence des phlegmasies de date récente, qui ne résulte
peut-être que d'une étude plus physiologique des maladies,
s'explique par les nouvelles habitudes introduites dans les
mœurs et dans le régime alimentaire du peuple, sans im-
pliquer l'idée d'un changement récent dans le climat.
Aujourd'hui, comme autrefois, les instruments dont se
servent les physiciens pour apprécier les divers états de
l'atmosphère donnent, dans la même saison et quelquefois
dans la même journée, les résultats les plus opposés. La
moyenne du thermomètre pour toute l'année est de
16 +^{oc}. La colonne mercurielle oscille, année commune,
depuis 37 et 38 +^{oc} en été, jusqu'à 8 ou 9 —^{oc} en
hiver. Le baromètre joue entre 27 et 28 pouces, et l'hygromètre de Saussure marque habituellement de 60 à 70
degrés. Du reste, ces chiffres ne doivent pas être regardés
comme exprimant rigoureusement les conditions météorologiques propres au canton de Rabastens ; ils se rapportent aux observations faites à l'observatoire de Toulouse,
dont nous sommes très-rapprochés ; mais qui se trouve
de 50 mètres environ plus élevé que nous, par rapport
au niveau de l'Océan. Il ne faut pas d'ailleurs donner à
ces recherches instrumentales plus d'importance qu'elles
n'en méritent. Qui pourrait nier qu'Hippocrate n'ait été
le plus grand étiologiste dont s'honore la médecine, quoiqu'il n'ait fait, selon toute apparence, que de ces observations pour lesquelles les sens attentifs suffisent sans le
secours des instruments? Fort heureusement pour nous,

la santé ne réside pas dans un point mathématique duquel la moindre secousse peut nous expulser. Malgré les menaces de quelques numéristes outrés, elle se soutient dans un espace assez grand. Aussi le père de la médecine, qui savait que les maladies et leurs causes ne sont point assujetties aux calculs ni aux divisions des astronomes, n'avait pas admis la division ordinaire des saisons. En philosophe éclairé et en médecin profond, il sut voir que les solstices et les équinoxes ne peuvent servir de point de départ pour cette division. En effet, la chaleur de l'été s'est manifestée longtemps avant le 21 juin, de même que le froid a commencé avant le 21 décembre, époque où, d'ordinaire, il se fait sentir. Pour déterminer ces époques d'une manière mieux appropriée aux besoins de la médecine, il faut observer le génie des maladies propres à chaque saison, leur mode de développement, leur nature et leur marche. Sous ce rapport, on reconnaîtra dans le canton de Rabastens qu'il n'existe, à proprement parler, que deux saisons. En hiver, prédominent les congestions sanguines et les maladies inflammatoires; en été, les maladies prennent un caractère bilieux et ont toutes la périodicité pour élément distinctif. Les maladies hivernales se montrent depuis le commencement de décembre jusque dans les premiers jours de mai : alors la température commence à s'élever, et les maladies estivales se propagent dans les campagnes, où elles se maintiennent, avec un caractère d'endémicité, jusqu'à la fin de l'automne.

CHAPITRE IV.

EAUX COMMUNES.

L'eau, considérée comme boisson habituelle des hommes et des animaux d'une même contrée, mérite à tous égards de fixer l'attention des hygiénistes. Lorsqu'elle est fraîche, limpide, bien aérée, lorsqu'elle cuit bien les légumes et qu'elle dissout le savon à chaud comme à froid, elle constitue un des meilleurs dissolvants de la nature : elle délaie les aliments dans toute la continuité du tube digestif, elle favorise les sécrétions, elle ouvre les émonctoires et entretient les excrétions.

Les eaux les plus pures ne sont pas les meilleures. L'eau distillée fatigue l'estomac et dispose aux indigestions. C'est par un don providentiel que les eaux de source et de rivière tiennent en dissolution certains sels, qui les rendent propres à faciliter l'assimilation des aliments. Il faut diviser les substances que l'on rencontre dans les eaux qui servent à nos besoins domestiques, en celles dont la présence est utile ou même nécessaire pour l'accomplissement des fonctions organiques, et en celles qui ne peuvent exister en proportion un peu forte sans altérer les qualités essentielles des eaux potables. — Les substances utiles sont : 1° l'air atmosphérique ; 2° le gaz acide carbonique ; 3° le chlorure de sodium, doué d'une excitation digestive incontestable ; 4° enfin le bi-carbonate de chaux, l'élément le plus essentiel, qui, tout en fournissant à l'organisme la matière calcaire qui lui est indispensable pour l'ossification des os, favorise le travail de la digestion, comme le ferait le bi-carbonate de soude, donné à petites doses. — Les substances nuisibles sont : 1° les matières organiques, surtout à l'état de putridité ; 2° le sulfate et le nitrate de chaux (1).

Généralement les eaux que l'on boit dans le canton de Rabastens sont excellentes, lorsqu'on les considère sous le point de vue des qualités qui constituent l'eau potable. Rarement on y rencontre des substances nuisibles à la santé des hommes. Nul doute qu'elles ne soient légères et bien aérées, puisqu'elles laissent dégager des bulles d'air très-abondantes lorsqu'on les soumet à une douce chaleur. Elles tiennent en dissolution une certaine quantité d'acide carbonique, dont la présence est indiquée par un trouble lactescent, dès qu'elles sont mises en contact avec quelques gouttes d'eau de chaux. Elles recèlent quelques traces de chlorure de sodium, puisque, avec le chlorure de platine, elles fournissent un précipité jaune, grenu, adhérant au verre ; enfin, elles contiennent une suffisante quantité de bi-carbonate de chaux, puisqu'elles prennent une couleur violette d'une très-belle nuance, lorsqu'elles sont mises en contact avec quelques gouttes de teinture alcoolique de campêche. Ce réactif a été indiqué tout récemment par le professeur Dupasquier, qui vient d'écrire un excellent travail sur les eaux de la ville de Lyon. Cet habile chimiste a reconnu que le bi-carbonate de chaux, que contiennent les eaux de source, jouit de la pro-

(1) *Lettre du docteur Dupasquier*, prof. de chimie à Lyon, à l'Académie des Sciences, séance du 6 avril 1846.

priété d'aviver les couleurs teintoriales. L'une des fontaines de Rabastens, dont l'excédant fournit à une teinturerie qui jouit d'une excellente réputation dans le pays, m'a paru, plus que toutes les autres, aviver la couleur du campêche et par conséquent tenir en dissolution une notable quantité de bi-carbonate de chaux : circonstance favorable pour obtenir des nuances belles et durables (1).

Les eaux varient dans leur composition selon les terrains à travers lesquels elles filtrent : dans les terres argilo-marneuses, elles se chargent d'éléments impurs; elles s'épurent et deviennent meilleures dans les couches sablonneuses. Presque toutes les fermes placées sur le versant ou sur le sommet des côteaux ont des puits creusés dans des bancs d'argile ou de marne, et dont les eaux contiennent des sels calcaires fixes (sulfates et silicates), réfractaires au travail de l'assimilation organique. Ces eaux sont presque toujours un peu troubles, elles laissent déposer sur les parois des vases un résidu blanchâtre, très-abondant, lorsqu'on les soumet à une ébullition un peu prolongée. Le bi-carbonate de chaux, ce sel si utile au développement de tous les êtres organisés, ne s'y trouve qu'en très-petite proportion. Les sources qui sourdent à travers les sables grossiers ou à travers le gré mollasse donnent en général des eaux plus limpides et d'une composition chimique plus parfaite. Quelques sources de Mézens et de Roquemaure, qui sortent d'un banc de sable grossier, donnent une eau claire, fraîche, irréprochable au goût et aux réactifs chimiques, cuisant les légumes sans les

---

(1) L'élément géologique le plus répandu dans tout le pays étant une argile ferrugineuse, on trouve aussi quelques traces de fer dans toutes les eaux de la contrée.

durcir, avivant parfaitement les couleurs teintoriales, réunissant, en un mot, toutes les qualités nécessaires pour en faire d'excellentes eaux potables.

Dans toute la plaine, et sur les deux rives du Tarn, les sources sont peu profondes ; elles sont le résultat des infiltrations des eaux pluviales, et sont entretenues par cette nappe d'eau que j'ai déjà signalée et qui s'épanche sur le sous-sol, entre la marne imperméable et la couche de gravier qui lui est superposée. Cette nappe d'eau est très-abondante en certains endroits, et principalement dans certains points très-déprimés, comme dans la partie basse de la commune de Coufouleux. Le liquide qui la constitue est de bonne qualité, et peut partout être employé comme eau potable. Des essais, répétés en différentes saisons, n'y ont fait découvrir aucune trace de détritus organique, végétaux ou animaux (1).

Sur la rive droite, cette nappe d'eau alimente les cinq fontaines qui fournissent aux besoins des habitants de Rabastens ; elle leur prodigue une eau limpide, d'une température toujours égale (8 degrés centig.), sans saveur ni odeur et dont les réactifs démontrent la parfaite composition chimique. Ces fontaines servent aussi de lavoirs publics, et, sous ce rapport, elles sont disposées d'une manière tout-à-fait vicieuse : les robinets versent le liquide dans un réservoir commun, dans lequel les laveuses sont obligées d'entrer jusqu'à mi-jambe pour savonner et battre

---

(1) Une seule source, fournie probablement par la même nappe, fait exception à cette règle ; elle tient en suspension une matière végétale floconneuse, qui se dépose sur les galets qu'elle touche et les revêt, à la longue, d'un enduit rougeâtre et velouté. Ce phénomène paraîtra d'autant plus inexplicable, qu'à quelques mètres se trouvent, sur le même niveau, une multitude de sources qui n'ont pas la propriété de rougir les pierres.

le linge. C'est au sortir du lit, et le matin avant le jour, que ces malheureuses femmes, pour un modique salaire, entrent dans ces eaux froides pour y demeurer quelquefois toute la journée. Leurs jupes, par la capillarité des tissus, absorbent l'eau, et, en quelques instants, elles sont mouillées jusqu'à la ceinture ; et de là des rhumatismes, des fluxions de poitrine, des angines, des chloroses et plusieurs autres maladies, qui viennent chaque jour grossir le chapitre des dépenses au *bureau de bienfaisance*. L'autorité municipale devrait s'occuper des améliorations urgentes que nécessite cet état de choses. Une petite muraille d'un demi-mètre d'élévation, bâtie en travers des réservoirs actuels, permettrait de former un bassin au-dessus des robinets et en dehors duquel pourraient se placer les femmes occupées au blanchiment du linge. La dépense ne serait donc pas considérable ; et si la Société ne fait qu'acquitter une dette en venant au secours des malades indigents, elle est aussi tenue de prévenir tout ce qui peut devenir pour eux une cause de maladie. La santé des pauvres est trop précieuse à la cité, pour qu'un défaut de ressources puisse plus longtemps excuser l'autorité de ne pas s'occuper des améliorations que réclame la vicieuse disposition de nos lavoirs.

Toutes nos fontaines sont placées en-dehors de la ville proprement dite et touchent aux faubourgs, parce que la nappe d'eau qui s'épanche dans toute la plaine se trouve interrompue par la tranchée qui servait autrefois à la défense de Rabastens. La ville, c'est-à-dire le château et le bourg qui l'avoisinaient anciennement, se trouvant resserrée dans une espèce d'île formée jadis par les fossés et la rivière, n'a que quelques puits dans lesquels l'eau n'arrive que par un suintement à travers la marne. Ces eaux de puits sont douçâtres, cuisent mal les légumes et font caillebotter le savon sans le dissoudre ; elles sont séléniteuses, c'est-à-dire, chargées de nitrate et de sulfate de chaux : aussi elles précipitent abondamment par le sulfate de soude et par l'exalate d'ammoniac. Additionnées de quelques gouttes d'une dissolution de chlorure d'or, elles prennent une belle coloration jaune, qui se trouble et devient brunâtre, lorsque le liquide est chauffé jusqu'à une forte ébullition ; ce qui, d'après les expériences de M. Dupasquier, démontre une notable proportion de détritus organiques (1).

Ce phénomène doit se reproduire nécessairement dans toutes les villes anciennes, dont le sol est imprégné par les eaux ménagères et par les humidités des fumiers et des fosses d'aisance. Les débris des anciennes constructions fournissent des sels salpétreux, qui se retrouvent à une grande profondeur dans les terres des antiques cités. Dans les premiers temps de la monarchie, les eaux de la nappe, qui alimentent les puits de la ville de Paris, jouissaient de qualités excellentes, et servaient de boisson habituelle aux habitants des bourgs et des maisons dispersées, qui, plus tard, ont été renfermées dans l'enceinte de la capitale. Ce n'est que depuis la multiplication des puisards, et surtout après l'introduction des fosses d'aisance, c'est-à-dire, à partir du règne de François Ier,

(1) L'eau de plusieurs puits de l'intérieur de la ville, après avoir été soumise à une ébullition de quelques minutes et mise en contact avec une solution de nitrate d'argent, prend une coloration jaunâtre ; ce qui autorise à penser qu'elle doit contenir quelques traces de phosphate de chaux, puisque les solutions des sels d'argent jaunissent au contact des agents phosphorés. Les eaux de source ne contiennent jamais du phosphate de chaux ; la présence de ce sel, dans les eaux de nos puits, ne peut s'expliquer que par le suintement des fumiers et des fosses d'aisance.

que les eaux se sont détériorées et qu'il a fallu recourir, pour les besoins domestiques , aux eaux de la Seine (1).

L'eau du Tarn n'est pas employée comme boisson ; elle est cependant excessivement légère, chargée surtout de bi-carbonate de chaux , qui la rendrait excellente comme eau potable ; mais l'encaissement trop considérable de la rivière et la fâcheuse disposition qu'elle a à se charger de troubles terreux et rougeâtres à la moindre pluie, ont de tout temps fait donner la préférence à l'eau de nos fontaines. En été seulement, et lorsque aucun orage n'est venu altérer la couleur et la transparence du Tarn, les femmes viennent y blanchir le linge. Elles ont, de tout temps, reconnu la supériorité de ses eaux pour tous les blanchissages.

Dans cette saison, nous voyons aussi la population venir se baigner dans le courant rapide de cette rivière. Cet usage offre des avantages incontestables pour la santé de tous , pour la propreté des classes ouvrières et pour l'éducation gymnastique des jeunes garçons. Certaines mesures que pourrait prendre l'autorité, en vue de la décence publique et de la sûreté des nageurs, rendraient les bains de rivière possibles et agréables à toutes les classes de la population. Leur température dans notre climat et vers le solstice d'été varie de 20 à 23 $+^{\circ}$ centig. Dans ces conditions et avec des eaux courantes, l'immersion procure à l'organisme humain une tonification générale des plus bienfaisantes. Le contact de l'eau nous fait éprouver une légère horripilation plus marquée, si l'on entre graduellement dans la rivière que si l'on s'y jette tout d'un bond. Cette horripilation disparaît promptement, et

(1) Rapport au Conseil de salubrité. — 1846.

est remplacée par une sensation douce et agréable que détermine la perte de ce surcroît de calorique, qui, en été, déprime nos forces et détruit l'harmonie de nos fonctions. La perspiration cutanée, si abondante dans cette saison et momentanément suspendue, est remplacée par un surcroît d'activité de la sécrétion rénale. Après un certain temps, variable selon la résistance de chaque individu, survient un second frisson, les muscles s'engourdissent, les yeux s'excavent, le nez s'éfile, les mâchoires tremblent, les dents commencent à claquer, et, dès-lors, au plus vite, il faut sortir de l'eau. Une trop grande susceptibilité du côté de l'organe pulmonaire, une certaine disposition aux rhumatismes, peuvent bien contre-indiquer l'usage des bains de rivière ; mais, en thèse générale, ils doivent être recommandés, et pour les enfants dont ils fortifient la constitution, et pour les adultes qu'ils délassent de leurs fatigues et dont ils retrempent en quelque sorte l'organisme. — Au sortir du bain, on se sent agile et dispos, l'appétit s'ouvre et la digestion s'accomplit facilement. C'est ainsi, disent les physiologistes, que le brouet des Spartiates devait, à l'excitation d'un bain pris dans l'*Eurotas*, la plupart de ses qualités délicieuses, et c'est l'absence de cet assaisonnement qui en faisait pour Denys de Syracuse un détestable potage. Il faut savoir cependant qu'après les pluies d'orage, lorsque la rivière est devenue trouble et rouge, l'eau, tenant en suspension des molécules terreuses et une multitude de débris organiques, contracte les qualités malfaisantes propres aux eaux des marais ; aussi des observateurs recommandables ont-ils remarqué que les bains pris dans ces circonstances peuvent occasionner des fièvres intermittentes ou des affections graves gastro-intestinales.

CHAPITRE V.

PRODUCTIONS TERRITORIALES.

La flore naturelle de notre localité est très-variée : les vents et les cours d'eau ajoutent à nos richesses végétales des espèces rares et des plantes précieuses pour la pharmacie. On peut, avec de la patience et des connaissances spéciales, retrouver dans notre canton presque toute cette longue série d'espèces décrites par le professeur Noulet, comme propre à la vaste circonscription géologique qui constitue le *bassin sous-pyrénéen* (1). Toutes ces plantes indigènes offrent de nombreuses ressources pour le traitement des maladies de l'homme et des animaux. Les praticiens doivent se dégager de toute prévention contre elles et s'appliquer à bien connaître toutes leurs propriétés curatives. La nature est une mère trop bonne et trop prévoyante pour nous obliger à franchir une mer, quand il faut cueillir l'herbe qui doit nous guérir. Sur les bords du ruisseau qui serpente inconnu dans la plaine, comme le long du sentier qu'il gravit quelquefois pour visiter ses malades, le médecin rencontrera des espèces préférables, par leurs sucs et leur native fraîcheur, à ces racines équivoques, à ces écorces ver-

(1) Voyez son excellent ouvrage : *Flore du Bassin sous-pyrénéen*, déjà cité, et le supplément de 1847.

moulues que le Nouveau-Monde échange contre notre or et souvent contre notre santé. C'est ainsi, par exemple, qu'une infusion de sureau mérite, comme sudorifique, autant de confiance que le *smilax salsaparilla* que les Indes nous expédient à raison de 12 fr. la livre, et que les pétales odorantes de la violette compatriote que vous pouvez cueillir sous la haie de votre jardin adouciront vos bronches catarrheuses, tout aussi bien que ces momies végétales qui nous viennent d'Afrique, sous le nom de *dates* ou de *jujubes*. Selon Méad, il existe autant d'antidotes que de poisons, et à côté de la couleuvre doit se trouver l'herbe dont le suc instillé dans sa morsure peut neutraliser le venin. Pour toutes ces raisons, il vaut mieux recourir aux végétaux du crû. Voici le nom de ceux qui sont les plus répandus :

1º SUR LES CÔTEAUX ET DANS LES BOIS. — Scordium (*teucrium scordium*); petite centaurée (*gentiana centaurea*); serpolet (*thymus serpillum*); euphorbe des bois (*euphorbia sylvatica*); génevrier commun (*juniperus communis*); houx (*ilex*); germandrée ou petit chêne (*teucrium chamœdris*); anémone pulsatille (*anemona pulsatilla*); orobe (*orobus vernus*); carline (*carlina vulgaris*); garance voyageuse (*rubia peregrina*); poligala amer (*polygala amara*); genêt (*genista*); ancolie (*aquilegia vulgaris*); pulmonaire des bois (*pulmonaria officinalis*); thym (*thymus vulgaris*); sabine (*juniperus sabina*); nerprum (*rhamnus catharticus*); véronique mâle (*veronica officinalis*); etc., etc.

2º DANS LA PLAINE. — Menthe des champs (*mentha arvensis*); brione (*brionia dioïca*), pourprier (*portulaca oleracea*); mercuriale (*mercurialis annua*); mauve (*malva*); fenouil (*anetum funiculum*); benoîte (*geum urbanum*); bétoine (*betonica officinalis*); fumeterre (*fumaria officinalis*); plantain grand (*plantago majus*); muflier rubicond (*antirrhinum orantium*); scrophulaire (*scrophularia nodosa*); bourrache (*borrago officinalis*); morelle (*solanum nigrum*); jusquiame (*yhosciamus*); bardane (*arctium lappa*); patience (*rumex patientia*); verveine (*verbena officinalis*); coquelicot (*papaver rhœas*); vélau (*erysimum vulgare*); buglosse (*anchusa arvensis*); moutarde noire (*synapis nigra*); camomille des champs (*anthemis arvensis*); bouillon blanc (*verbascum thapsus*); chiendent (*triticum repens*); pissenlit (*leontodon taraxacum*) ; chicorée sauvage (*cichorium intibus*); pervenche grande (*vinca major*); pervenche petite (*vinca minor*); alkekenge (*physalis alkekenga*); etc., etc.

3o DANS LES RIVAGES ET LES LIEUX HUMIDES. — Violette (*viola odorata*); armoise (*arthemisia absynthium*); grande absynthe (*absynthium officinalis*); saponaire (*saponaria officinalis*); clématite blanche (*clematis vitalba*); sureau (*sambucus nigra*); mélilot (*trifolium melilotus*); pied de veau (*arum maculatum*); glayeul (*gladiolus communis*); ellébore fétide (*elleborus fœtidus*); fougère mâle (*polipodium filix mas*); cardamine (*cardamina pratensis*); menthe aquatique (*mentha aquatica*); mélisse (*melissa officinalis*); scolopendre (*asplenium scolopendrium*); capillaire (*asplenium adianthum*); pomme épineuse ou stramoine (*datura stramonium*); houblon (*humulus lupulus*); lierre terrestre (*glœcoma hederacœa*); colchique d'automne (*colchicum autumnale*); douce-amère (*solanum dulcamara*); cresson d'eau (*sisymbrium nasturtium*); grande consoude (*symphitum officinalis*); beccabunga, etc., etc.

4o DANS LES JARDINS. — Matricaire (*matricaria parthenium*); hyssope (*hyssopus officinalis*); romarin (*rosmarinus officinalis*); lavande officinale (*lavendula vera*); thym (*thymus vulgaris*); sauge (*salvia officinalis*); laurier-cerise (*lauro cerasus*); laurier commun (*laurus nobilis*); balsamite ou menthe coq (*balsamita suareolens)*; menthe poivrée (*mentha piperita*); menthe crépue (*mentha crispa*); sarriette (*satureïa hortensis*); tanaisie (*tanacetum vulgare*); basilic (*ocymum basilicum*); guimauve (*althœa officinalis*); petite absynthe (*arthemisia pontica*); laitue cultivée (*lactuca sativa*) ; angélique (*angelica sativa*), etc., etc.

5o SUR LES VIEILLES MURAILLES. — Chélidoine (*chelidonium majus*); mufflier à grandes fleurs (*anterrhinum majus*); pariétaire (*parietaria officinalis*); lierre grimpant (*hedera helix*); iris germanique (*iris germanica*); orpin acré (*sedum acre*); bourse à pasteur (*bursa pastoris*); gypsophile des murailles (*gypsophila muralis*); etc., etc.

6° PASSIM. — Aigremoine (*agrimonia eupatoria*) ; millefeuille (*achillœa millefolium*) ; aristoloche ronde (*aristolochia rotunda*) ; scabieuse (*scabiosa arvensis*); cynoglosse (*cynoglossum officinalis*); pouliot (*mentha pulegium*); marrube blanc (*marrubium vulgare*); marrube noir (*ballota nigra*); tussilage (*tussilaga farfara*); origan (*origanum vulgare*) ; bugle (*ajuga reptans*); ronce commune (*rubus fructicosus*); tormentille (*potentilla tormentilla*; chausse-trappe (*centaurea calcitrappa*); brunelle commune (*brunella vulgaris*); euphraise (*euphrasia officinalis*) ; guy parasite (*viscum*) ; lotier (*lotus*); saxifrage (*saxifraga*) ; vipérine commune (*echium vulgare*); etc. , etc. , etc.

Au-dessus de cette végétation spontanée s'élèvent les céréales et les légumineuses, les vignes et les bois. Ces derniers ont pour essence le chêne noir et le chêne blanc, et l'étendue en est tous les ans restreinte par les défrichements successifs. Des plantations d'aulnes, de saules et de peupliers s'élèvent le long des petits cours d'eau, et dessinent des lignes de verdure qui accidentent agréablement nos campagnes. (V. plus haut, page 17 et page 36.)

Malgré cette fertilité réelle et apparente, la vie n'est pas facile ; le numéraire est rare ; il suffit d'une mauvaise récolte pour condamner bien des familles à des privations, dont la connaissance échappe aux administrateurs et dont le prêtre et le médecin reçoivent seuls la confidence. Qu'il est pénible d'acquérir la conviction que bien des gens ne mangent pas leur faim, que des familles sont condamnées à une alimentation purement végétale. Chez nous, en effet, la viande est devenue un objet de luxe; et la classe la plus intéressante de la population, celle qui, privée des faveurs de la fortune, doit à un travail pénible et constant le pain qui soutient son existence, le laboureur et l'ouvrier peu aisés sont réellement privés de toute espèce d'alimentation animale, la seule qui pourrait soutenir leurs forces sans surcharger leurs organes digestifs.

Entrons dans quelques détails :

Deux ou trois paires de vaches, quelquefois une paire de bœufs, suivant l'importance de la métairie ; une ou deux bêtes de croît ; un lot de vingt à quarante bêtes à laine d'espèces abâtardies ; une jument mulassière, dont le produit est ordinairement vendu à six mois ; deux ou trois porcs élevés à moitié perte et moitié profit ; une douzaine d'oies ou de canards, quelques têtes de volaille, etc., composent à peu près l'inventaire du bétail dans nos plus belles fermes. De ce système d'élevage, si restreint et si mal entendu, résultent peu de ressources pour nos métairies : une cherté excessive et permanente des subsistances animales, et pour l'agriculture disette d'engrais et insuffisance d'attelages à l'époque des travaux les plus urgents. Ce déplorable état de choses reconnaît pour cause le dénuement absolu des métayers et la répugnance invincible du propriétaire à faire des avances autres que celles dont il ne peut s'affranchir.

Les bestiaux de notre canton sont robustes, endurcis à la fatigue comme aux intempéries de notre climat ; mais ils n'acquièrent jamais un grand développement. Ils consomment des rations très-considérables, et cependant ils ont peu de chair, et leur viande est sèche et dure. Sous ce rapport, une hygiène mieux entendue les modifierait au profit de l'agriculture et de la boucherie. Toutefois, les primes instituées dans notre département en faveur des plus beaux taureaux, et l'extension que prend chaque jour la culture des plantes fourragères, nous laissent espérer une amélioration prochaine pour l'espèce bovine de notre pays.

La race agenaise, si belle par sa taille et par sa construction, et qui prospère si bien dans toute la vallée de
la Garonne, ne trouve pas dans nos contrées des herba-
ges assez succulents; elle y dégénère et elle ne donne,
avec les vaches ordinaires de nos fermes, que des produits dont les formes sont décousues et le développement
imparfait. Le taureau limousin et celui de l'Ariége, dont
les saillies osseuses sont peu prononcées, la poitrine
large et le pied solide, nous donneraient une espèce,
qui s'entretiendrait de peu, qui résisterait parfaitement
à la fatigue, et qui fournirait à la boucherie une viande
excellente et abondante. Ces trois conditions sont exigées
par les besoins de notre contrée; et ce triple résultat
serait plus sûrement obtenu, si on croisait le sang de ces
animaux avec celui de la vache de Lourdes, qui a pour
caractère distinctif des formes ramassées, des articulations fortes, une taille moyenne et une disposition marquée à se mettre en embonpoint, sans tourner à l'obésité
comme le fait la race Durham.

L'agriculture, sur des surfaces morcelées comme celles
de notre canton, ne comporte que les attelages de bœufs
et surtout ceux de vaches; et tout en se préoccupant de
la subsistance des hommes, il ne faudrait pas faire intervenir des espèces qui pourraient enlever, au principal
agent de cette agriculture fractionnée, à la vache, les
qualités de force et d'énergie qui, seules, peuvent la rendre précieuse à la masse de nos petits propriétaires.

Les bœufs et les vaches qu'on engraisse dans nos contrées, ou, pour parler plus exactement, qu'on met en
chair, sont le plus souvent usés par le travail et âgés de
huit à dix ans. Aussi la viande de ces animaux est-elle
ordinairement de qualité inférieure; la fibre en est dure

et se rétracte sur elle-même en cuisant. Elle est livrée au prix de 90 c. le kilogr. prise à l'étal du boucher.

Le veau est ordinairement mieux soigné quant à son engrais ; mais il est amené trop jeune sur nos marchés ; sa chair est encore trop gélatineuse ; la fibrine et l'osmezome ne s'y trouvent pas en suffisante quantité, ce qui n'empêche pas que la vente au détail n'en soit taxée à 1 fr. 10 c. le kilogr.

Les moutons sont maigres et étiolés lorsqu'ils sont conduits dans nos foires ; les bouchers sont obligés de les garder dix-huit mois ou deux ans pour les engraisser avec du grain et des tourteaux de noix ou de lin : alors leur chair musculaire devient excellente. Le mouton de Rabastens, engraissé par cette méthode, a acquis une grande réputation ; mais, en revanche, il ne peut être livré au consommateur à moins de 1 fr. 10 c. le kilogr.

Comparé au tarif des autres villes du département, le tarif de la viande de boucherie, à Rabastens, n'est surpassé par aucun, il est même supérieur à celui de plusieurs chefs-lieux d'arrondissement. Cette cherté de la viande doit être considérée comme une calamité publique dans un canton agricole, où le salaire des journaliers et des manouvriers est si minime que le plus grand nombre ne peut que très-exceptionnellement se permettre ce genre de nourriture. Il est cependant reconnu que le travailleur, qui reçoit une alimentation suffisamment animalisée, perd moins de journées pour cause de dérangement de santé, que celui qui est habituellement mal nourri. — Les ouvriers des forges du *Saut-de-Sabot*, au-dessus d'Albi, perdaient chacun en moyenne quinze journées de travail, dans le courant de l'année, pour cause de maladie ou de blessures. M. Talabot, propriétaire de cette usine, a établi une boucherie et une boulangerie pour l'usage exclusif de ses ouvriers. Il leur livre le bœuf à 25 c. le kilogr., et le pain un peu au-dessous du cours d'Albi. A la fin de l'année, il se trouve en perte de 2,000 à 3,000 fr., ce qui équivaut pour le maître et pour l'ouvrier à une augmentation de salaire; mais celui-ci ne perd plus aujourd'hui par an que trois journées en moyenne pour fait de maladie ou de blessures. Toutes les utopies des socialistes ne conduiront jamais à une philanthropie mieux entendue que celle de M. Talabot. Que la vie soit à bon marché, que le pays regorge de subsistances, voilà tout ce qu'il y a à faire pour les classes ouvrières. Du travail, il y en a toujours dans nos contrées, pour ceux qui l'aiment et le recherchent. Le communisme ne sera jamais que l'ultimatum désespéré de quelques fainéants émérites qui voudraient se prélasser à l'aise et vivre sans rien faire.

Pour une population de plus de 9,000 âmes qui pourraient achalander nos boucheries, les registres de l'octroi ne portent en consommation que 215 bœufs ou vaches, 298 veaux, 563 moutons et 117 brebis (1). C'est qu'en effet, il faut être riche pour se donner habituellement une nourriture animale. Les familles actives et laborieuses, qui n'ont d'autres ressources que leur travail, celles qui méritent plus particulièrement la sympathie et l'attention du médecin, peuvent à peine se procurer de quoi faire du bouillon en temps de maladie, et la moitié de la population est réduite, en cette circonstance, à ne s'alimenter qu'avec une eau grasse, qui mérite plutôt le nom de tisane que celui de bouillon. La volaille, les oies, les

(1) Moyenne des cinq dernières années.

canards sont réservés pour la table du riche. Tout est cher sur nos marchés. L'autorité administrative devrait se préoccuper de cet état des choses, et chercher, pour ce difficile problème, une solution qui lui permît de concilier les intérêts du consommateur avec ceux des débitants.

Le gibier est peu commun dans un pays aussi habité que le nôtre. Il n'a jamais été pour la population, ni une ressource, ni un objet d'industrie. La seule subsistance que les classes peu aisées empruntent au règne animal, est le porc salé, avec lequel elles assaisonnent, toute l'année, leurs soupes aux légumes. Chez les charcutiers, la viande de ces animaux varie de 1 fr. à 1 fr. 20 c. le kilogramme : ils en abattent annuellement 129. A l'état frais, le porc constitue un aliment lourd et d'une assimilation difficile. Par le salage et à un certain degré de rancité, il contracte des qualités encore plus malfaisantes, et ce n'est qu'à cet état qu'il est employé par les familles peu aisées de la ville et de la campagne, dont les ressources ne leur permettent jamais de faire une provision de plus d'un quart ou d'une moitié d'un de ces animaux. Comme destinés au salage et abattus chez les particuliers, l'octroi ne compte annuellement que sur le chiffre de 400.

Le *règne végétal* nous procure de plus amples ressources et suffit largement à la subsistance de tous. Nous récoltons un excellent froment et en quantité plus que suffisante à notre consommation (1). L'excédant est exporté

(1) Des calculs officiels ont porté les blés récoltés dans tout le canton à 79,383 hect. et la consommation à 17,533. Ces chiffres sont peut-être un peu au-dessus de la vérité.

sur les marchés des départements voisins. Les blés gros
sont cultivés dans tous les vallons exposés au brouillard,
dans les bas-fonds et le long des cours d'eau. Leur poids
varie de 70 à 75 kilogrammes par hectolitre. Les blés fins
et les bladettes réussissent dans la plaine et dans les terres
légères du côteau. Quoique leur poids soit à peu près
égal, ils donnent moins de son, plus de fécule et plus de
gluten, la panification en est plus facile, le pain est plus
blanc, plus léger, mieux levé, meilleur enfin pour la
santé des hommes.

Nos terres rendent généralement 8 à 10 pour un, et
peut-être serait-il possible d'obtenir davantage, si elles
étaient préparées avec plus d'intelligence, si l'usage de
la herse et du rouleau pouvait entrer dans nos pratiques
agricoles, si les cultivateurs se persuadaient qu'il faut
semer clair et couper un peu sur le vert, et si, enfin, ils
prenaient des mesures efficaces pour extirper les mauvaises herbes qui envahissent et dévorent les champs de blé.
Les plantes salissantes de nos récoltes sont le chiendent,
le glaïeul, la ravanelle, le raifort sauvage, la renoncule
des champs, le matricaire, l'aristoloche, le tussilage, le
coquelicot, le bleuet, le chardon, les ronces et, la plus
redoutable de toutes, la folle-avoine. Toutes les céréales
s'accommodent mal de ces mauvaises herbes : les seigles
et les avoines, qui sont cultivés dans les terres légères,
en sont tout autant infectés; aussi leur rendement ne va
pas à plus de six fois la semence.

Le maïs, communément désigné sous le nom de *millet*,
exerce une grande influence sur l'agriculture du canton de
Rabastens. C'est la plante de prédilection du métayer qui
lui emprunte sa nourriture favorite et la principale alimentation de ses bestiaux. La tige supérieure, qu'il coupe

dans le mois d'août, est un excellent fourrage, et il l'apprécie d'autant mieux que, dans cette saison, la sécheresse a déjà brûlé toutes les herbes. La production du maïs, dans tout le canton, a été évaluée à 21,870 hectolitres, et la consommation pour les hommes à 4,000 et pour les animaux à 2,600 hect. Un hectare de nos meilleurs fonds peut donner jusqu'à 30 hectolitres de *millet*.

Le maïs contient du zymôme, de la zéine, de l'albumine végétale, de la fécule en grande quantité, assez de sucre pour donner aux feuilles et aux tiges une saveur sucrée bien prononcée, beaucoup de chaux, de magnésie, de la silice, de la potasse, un peu de soude et différents acides. Les plus nutritifs de ces principes, ceux qui renferment de l'azote, se trouvent principalement dans le grain ; mais la fane en est assez riche encore pour que les animaux y trouvent une nourriture substantielle et très-appétissante qu'on peut leur donner indifféremment verte ou sèche. Le grain les engraisse très-bien et favorise le développement de leurs masses musculaires. Les solipèdes qui en font usage ont bientôt l'œil vif et le poil brillant (1).

La variété jaune est préférée parce qu'elle donne plus de farine que le maïs blanc et parce qu'elle a plus de saveur. Dans quelques ménages pauvres, on mêle la farine de maïs à celle du froment, pour faire un pain qui n'est pas désagréable au goût, mais qui se lève assez mal et n'est pas facile à digérer. C'est surtout sous forme d'une bouillie, appelée *millas*, que le maïs est le plus ordinairement consommé. Les journaliers et les valets des fermes

(1) Magne, *Principes d'agriculture et d'hygiène vétérinaire.* 1 vol. in-8º, pag. 192. Paris, 1845.

tiennent à ce mets, parce qu'il est le seul qui leur soit
livré sans réserve; dans la mauvaise saison, il constitue
leur principale subsistance. C'est un aliment peu alibile ,
parce qu'il ne contient pas pour l'homme une proportion
suffisante de principe azoté. Le maïs fournit encore d'autres ressources. Les gens de la campagne peuvent brûler
en hiver les tiges desséchées, et les papetons, après que
le grain en a été détaché et que nous appelons ici *charbons
blancs*, constituent un combustible très-agréable.

La culture de certains légumes a pris une grande extension dans la partie basse du département du Tarn ; elle
est devenue une grande ressource pour les agriculteurs.
Elle prend une place importante dans la nouvelle rotation
de leurs assolements; les binages soignés , que réclament
ces récoltes sarclées, disposent convenablement les terres
à recevoir le blé qui ordinairement leur succède; et leur
rentrée, ayant lieu vers la fin de juillet, permet de donner
deux façons en été , ce qui équivaut à une demi-jachère.

Les fèves et les pois sont très-répandus dans notre canton; frais et avant que la partie sucrée ne soit encore
transformée en fécule, ils fournissent à la provision du
ménage; les métayers surtout s'empressent de cueillir les
gousses au fur et à mesure de la consommation quotidienne. Secs, ces légumes deviennent un objet de commerce. Les fèves se vendent 10 à 12 fr. l'hectolitre, et
les pois vont jusqu'à 25 à 30 francs. Le rendement de
ces légumes est extrêmement casuel, surtout celui des
fèves, qui supportent mal la rigueur de nos hivers. Elles
contiennent un principe phosphaté, se rapprochant par
cela des substances animales, et doivent être recomman-
dées à toutes les ménagères de la campagne comme le
légume le plus nourrissant et le plus sain. Soit bouilli et

assaisonné, soit à l'état farineux et associé dans le pain
à une autre fécule, il constitue un aliment excellent et de
facile digestion. Il a aussi l'avantage d'être moins cher que
les autres, et, à ce titre, on devrait l'employer pour la
nourriture du bétail qu'il engraisse vite et à peu de frais.
D'après M. de Dombasle, les fèves et les pois conviennent
très-bien aux chevaux et aux mulets ; leur valeur nutritive
est à peu près double de celle de l'avoine. Ces légumes
engraissent très-bien les bœufs, les vaches, les porcs et
les moutons ; ils leur donnent des chairs fermes et savou-
reuses. Il faut cependant les administrer avec précaution,
car ils ont l'inconvénient d'être échauffants et d'agir
comme aphrodisiaques (1).

Les *haricots* sont une immense ressource pour les classes pauvres. Elles en consomment tous les jours pendant
les derniers mois de la mauvaise saison, et, verts ou secs,
on en mange presque toute l'année. Ils contiennent de la
fécule, un principe aromatique et une eau de végétation
âcre et vireuse qu'ils perdent par la coction. Leur substance
corticale est très-dure et ne cède qu'à une forte ébullition ;
aussi l'estomac ne s'accommode de ce légume que lorsqu'il
est parfaitement cuit. Les haricots réussissent assez bien
au pied de nos côteaux ; ceux de Mézens sont les plus
renommés. Dans les excellents fonds qui avoisinent Rabastens, on les associe souvent avec le maïs. La sécheresse du mois de juin compromet souvent la culture de
ces légumes, dont la récolte est extrèmement précieuse
pour les pauvres gens. En somme, nous produisons plus
de haricots que nous n'en consommons ; l'excédant est
pris par le commerce au prix de 20 à 25 fr. l'hectolitre.

(1) Voyez Magne, ouvrage cité, page 522.

Les lentilles et les pois-chiches ne sont ici cultivés que sur de petites surfaces, et n'ont jamais été considérés par la population de la campagne comme une provision d'hiver. Non moins que les autres récoltes sarclées, ils sont sujets à couler et à ne rien produire, lorsqu'un brouillard suivi d'un coup de soleil vient les surprendre au moment de la floraison.

La pomme de terre (*solanum tuberosum*) n'est ordinairement cultivée que sur une petite étendue de terrain, dans les métairies et dans quelques terres bien ameublies des environs de la ville. Son importation, dans le département du Tarn, date de l'an 1765 ; elle est due aux efforts généreux de Jean-Sébastien de Barral, évêque de Castres. Elle se plaît en général dans les sols mixtes. Dans les terres fortes, elle est aqueuse, molle, de saveur peu agréable, insalubre et difficile à conserver. Les plantations doivent être précoces, afin que les tubercules soient bien formées à l'époque des grandes sècheresses ; car si le manque d'humidité en arrête la croissance, ils sont peu abondants, avortés et mauvais. Les pluies tardives diminuent très-peu cet inconvénient. Au lieu de raviver les produits déjà formés, elle en fait naître de nouveaux, et à la récolte on ne trouve que de vieilles pommes de terre épuisées par la végétation, et de nouvelles encore aqueuses, impropres à se conserver, détestables au goût et nuisibles même à la santé du bétail (1).

Toutes les variétés de pommes de terre réclament des engrais qui puissent tenir la terre humide en été ; on ne doit pas négliger de les sarcler plusieurs fois ; mais il faut avoir soin qu'au pied de chaque plante, la façon,

(1) Voyez Magne, ouvrage cité, page 245.

bornée à la superficie du sol, ne contrarie, ni la croissance, ni le développement des tubercules. Le buttage,
assez communément usité, rend la récolte superficielle
et facile à arracher. Tous ces travaux de détail émon-
dent la terre, l'ameublissent et rendent cette culture
améliorante pour les récoltes suivantes. Les pommes de
terre augmentent l'activité du sol en le rendant perméable à l'air ; en même temps qu'elles le divisent par les
racines et les tubercules, elles le débarrassent des mauvaises herbes, autant par les sarclages qu'elles nécessitent
qu'en les étouffant sous l'ombre de leurs tiges. Certains
agriculteurs ont vanté beaucoup la rotation suivante :
trèfle, pommes de terre, froment.

Le tubercule du *solanum tuberosum* contient, dans son
parenchyme celluleux et peu serré, de la fécule, beaucoup d'eau, des atômes d'albumine et une matière nar-
cotico-âcre, qui s'y trouve dans des proportions différentes, selon le degré de mâturité et qui disparaît complètement par la cuisson. Les expériences de Vauquelin,
sur la panification et sur les propriétés nutritives de la
pomme de terre comparées à celles du froment, ont
démontré que 250 kilogr. de l'une nourrissaient autant
que 100 de l'autre ; qu'un hectare de terre, cultivé en
parmentières, produit en substance alibile deux fois et
demi autant qu'un hectare ensemensé en blé. Pour les
animaux, on admet, en moyenne, que deux parties en
poids forment l'équivalent d'une partie de foin. On ne
doit les distribuer d'abord qu'en petite proportion, en
former le quart ou le tiers de la ration journalière (1) :
les porcs seuls peuvent être nourris exclusivement avec

(1) Voyez Magne, ouvrage cité, page 250.

des tubercules. On peut non-seulement en user pour engraisser les grands ruminants ; mais ils peuvent encore servir à l'entretien des animaux qui travaillent. Les trappistes de la Meilleraie ont prouvé que les chevaux qui reçoivent par jour trois rations de pommes de terre peuvent, sans un grain d'avoine, suffire à de pénibles travaux et se maintenir en bon état de santé (1).

Du reste, les facultés alimentaires de cette plante diffèrent selon ses nombreuses variétés, selon le sol où elle est cultivée et l'abondance des pluies pendant sa végétation. Pour les terres légères, recherchez les espèces qui s'enfoncent profondément dans le sol et qui ne craignent pas la sècheresse. Dans les terrains argileux, préférez celles dont les tubercules se forment superficiellement vers le collet de la tige. Depuis quelques années, nos cultivateurs cherchent à multiplier la variété blanche, dont les produits sont plus gros, plus fins et peut-être plus tardifs.

Le pays ne récolte pas assez de pommes de terre pour notre consommation, et la montagne nous en envoie tous les ans une certaine quantité. Nous devrions donc consacrer de plus vastes surfaces à la culture de ce précieux végétal, qui, par ses avantages dans l'économie domestique, peut contrebalancer les céréales. Il fournit un aliment aussi sain que nourrissant, et on peut le manger sous toutes les formes. Dans notre canton, le rendement varie de dix à quinze fois la semence : le prix moyen est de 2 fr. à 2 fr. 50 c. l'hectolitre. Dans les métairies, les plus belles servent à la consommation du ménage, et les plus petites à l'engrais de la paire de

(1) Voyez *Journal d'Agriculture des Pays-Bas*, 1830.

porcs que le métayer est tenu de conduire au marché
vers la fin d'octobre.

Après les céréales et les légumineuses, les plantes
potagères sont très-répandues dans notre canton, et nous
procurent une nourriture agréable et rafraîchissante. Nos
faubourgs sont séparés de la campagne par des jardins
d'une médiocre étendue, mais bien cultivés et qui sont
devenus des objets d'industrie pour plusieurs familles. Ils
fournissent à notre population un débit abondant et varié
de plantes maraîchères. Une terre bien ameublie et
imprégnée de longue date par des engrais bien consom-
més est nécessaire à cette culture que favorise chez nous
la facilité d'établir presque partout des puits à roue ou à
bascule. Avec ces éléments, nous avons des végétaux
excellents, qui, par une prodigieuse multiplication et une
succession non interrompue durant toute l'année, deviennent des trésors pour la table des riches et une véritable
ressource pour les pauvres. Des salades de toute espèce,
plusieurs variétés de choux et principalement le choux
d'hiver, la laitue, l'oseille, l'épinard, la scorsonère, le
salsifis, les navets, etc., sont d'un usage très-répandu
et fournissent à tous une alimentation peu alibile, mais
légère et saine ; l'oignon et l'ail qui éprouvent l'estomac
du riche et qui stimulent convenablement les organes
digestifs des travailleurs pauvres, qui n'ont, pour réparer leurs forces, qu'une nourriture insipide et grossière.
Qui n'a vu, dans nos champs, les moissonneurs, accablés
par le poids du jour et de la fatigue, retrouver en un
instant de nouvelles forces dans un repas composé d'un
pain grossier et d'une salade d'oignons crus.

En hiver, la soupe aux choux ou aux haricots ; en
été, une garbure grossière de légumes, encore en

gousse, des pommes de terre, quelques œufs, de la viande à une noce ou aux jours de fête, c'est-à-dire, quatre ou cinq fois par an, telle est l'alimentation des travailleurs peu aisés de la ville et de la campagne. — Les légumes constitueraient une bonne nourriture s'ils étaient bien nourris; mais c'est à peine s'ils sont arrosés de quelques cuillerées de mauvaise huile ou s'ils sont préparés avec quelques débris bien rances de porc salé. Les choux contiennent incontestablement plus de principes nutritifs que les végétaux herbacés, tels que les épinards, la laitue, etc.; mais ils sont en définitive peu substantiels, et, sous ce rapport, ils se trouvent placés au-dessous des haricots et des autres légumes. La consommation en est considérable durant les premiers mois de l'hiver. Ils sont fortement azotés et contiennent quelques traces de soufre. Les vieillards et les enfants les digèrent mal. Ils ont la fâcheuse propriété de ne céder au travail de la digestion qu'en dégageant une grande quantité de gaz, surtout s'ils ne sont pas suffisamment additionnés de graisse ou de jus de viande. Sous le rapport de la digestibilité, il n'y a guère de différences entre les diverses espèces de choux. Cependant on s'accorde assez généralement à regarder le choux frisé ou choux d'hiver comme plus délicat et moins indigeste que le choux cabus et le choux rouge.

Après ces aliments de première nécessité, le règne végétal nous fournit en outre des fruits excellents, dont la pulpe fondante recèle des principes sucrés et acidules. Ils sont tous plus ou moins succulents et contiennent peu d'éléments nutritifs; mais ils les contiennent sous une forme qui en favorise le mélange avec nos fluides. Dans les côteaux viennent les fruits à pépins, la pomme, la poire, etc. Les arbres à noyau sont cultivés avec plus de succès dans la plaine et au pied des collines : le cérisier, le prunier, l'amandier, etc., demandent à être protégés contre les gelées blanches du printemps. La commune la mieux favorisée pour produire des fruits précoces et excellents est sans contredit celle de Mézens. La nature du sol et l'exposition de ce village en ont fait un verger où réussissent à souhait toutes les primeurs : le melon et la fraise, la pêche et la figue, etc. A la belle saison, tous ces fruits arrivent en abondance sur notre marché, et seraient un véritable bienfait pour les classes ouvrières, s'ils y étaient apportés en état de parfaite maturité. Les fruits bien mûrs et les végétaux frais sont d'une grande salubrité pendant les fortes chaleurs ; mais l'appât du gain fait devancer le moment de les cueillir. La police n'a jamais surveillé ce genre d'approvisionnement, et les médecins ont pu bien souvent trouver la cause de certaines maladies populaires dans la mauvaise qualité des fruits ou dans l'abus de quelques légumes frais, tels que les fèves et les pois.

Ces remarques sont surtout applicables à la vente du raisin, qui commence dans la dernière quinzaine du mois d'août. Lorsqu'il est parfaitement mûr, le raisin est un fruit excellent ; mais dans un état de maturité imparfaite, il irrite et surcharge les voies digestives. Lorsqu'il est cueilli en temps opportun, il est composé d'eau, d'albumine, de sucre et de tannin, ce qui le rendrait assez nourrissant, si la présence de plusieurs sels laxatifs, tels que le sulfate et le bi-tartrate de potasse, n'interdisaient de le manger en trop grande quantité. Certaines personnes ne peuvent manger une seule grappe de raisin, le matin à jeûn, sans en ressentir bientôt de fâcheux effets ; nous ne parlons que du raisin parfaitement mûr , et nous supposons en outre qu'on en rejette la pellicule et les pépins (1). Dans ces conditions , ce fruit est un des plus beaux présents du règne végétal ; il est rafraîchissant et convient aux personnes prédisposées aux irritations et aux maladies bilieuses.

Le raisin qui n'est pas arrivé à sa parfaite maturité contient moins de sucre et est par conséquent moins nourrissant et plus indigeste ; l'acide tartrique s'y trouve en très-forte proportion, et les sels laxatifs y dominent ; aussi les propriétés purgatives sont plus prononcées. De là , ces coliques, ces dyssenteries qui sévissent souvent sur nos campagnes.

La culture de la vigne est très-étendue : près de la ville les sols les plus riches lui sont consacrés ; elle occupe de vastes surfaces vers les sommets des côteaux ; mais le cépage en est mal entendu : des qualités hâtives sont plantées à côté des qualités tardives, le ban des vendanges est toujours ouvert avant la complète maturité du raisin ; aussi nos vins, foncés en couleur, ont peu d'esprit et peu de bouquet. Nous les laissons trop longtemps dans les cuves, l'alcool s'évapore, et il leur reste un fonds d'acidité qui les empêche de braver les chaleurs de la canicule. Ils sont plus toniques qu'excitants, et conviennent très-bien aux vieillards, aux enfants et aux personnes livrées aux rudes travaux des champs. Généralement la classe ouvrière n'en abuse pas, quoiqu'elle puisse se le procurer à vil prix. La commune de Rabastens récolte de 12,000 à 13,000 hectolitres, et la consommation ne dé-

(1) Ce précepte est de rigueur : les uns et les autres sont tout-à-fait réfractaires à l'estomac. Voyez Tissot, Tirching, etc.

passe pas 4,200. L'ivrognerie est un vice très-exceptionnel dans notre petite ville. Le café et le billard ont détrôné le cabaret ; aussi rencontre-t-on aujourd'hui, le diman-che et les jours de fête, moins d'hommes pris de vin qu'on n'en voyait autrefois.

En jetant de l'eau sur la vendange qui a servi à la fabrication du vin, les propriétaires préparent des *demi-vins* et des *piquettes*, qui constituent dans notre contrée la boisson la plus usuelle des terrassiers et des mercenai-res de la campagne. Ce sont des boissons acidules et un peu toniques, qui leur conviendraient très-bien s'ils n'en buvaient jusqu'à l'excès. Les boissons acidules étanchent parfaitement la soif des travailleurs pendant les ardeurs de la canicule, et sont moins sudorifiques que l'eau non acidulée. Comme pour toutes les autres boissons, il faut mettre une certaine réserve dans l'usage des *demi-vins* et des *piquettes*. Les sucs acides qu'ils contiennent cau-sent souvent des coliques et des diarrhées, qu'il est tou-jours dangereux de provoquer pendant la saison chaude. Les liquides acides doivent surtout être interdits immé-diatement avant ou après le repas. Ils semblent exercer une action fâcheuse sur la digestion, en enrayant la sé-crétion des liquides qui concourent à l'accomplissement de cette fonction.

Telles sont les principales productions alimentaires de notre canton. En profitant des ressources que la fertilité du sol présente en certains endroits, en choisissant des cultures susceptibles de s'accommoder avec l'irrégularité de notre climat, il serait peut-être possible d'augmenter la somme des produits. Les agriculteurs devraient surtout se pénétrer de ce principe, que *la variété des cultures fait la richesse d'un pays*. Certaines plantes fourragères, la spergule, par exemple, dont le développement rapide permet de la récolter et de l'enfouir ensuite, deux fois dans une même année (1); certaines racines féculentes, comme la bryone et l'orchis, etc., constitueraient de précieux auxiliaires pour l'alimentation des hommes et des animaux.

Un pharmacien d'Albi, dont la vie fut honorée par vingt-sept couronnes académiques, Limouzin-Lamothe, dans un opuscule dicté par une ingénieuse et louable philanthropie(2), avait fait ressortir tous les avantages que les familles pauvres pouvaient retirer de la culture du topinambour. Ce précieux tubercule ne gèle jamais; il se renouvelle sur place et sans semence; toutes les ter- res, même les plus sèches, lui conviennent; les bestiaux s'en engraissent mieux qu'avec la pomme de terre; sa valeur nutritive est à celle du foin : : 1 : 2 $\frac{1}{2}$ (3). Cette plante n'amoindrit en rien les autres récoltes, parce que les graines peuvent en être déposées dans les espaces perdus, tels que les allées, les avenues, l'acottement des tertres, etc... — Le pharmacien d'Albi s'était aussi préoc- cupé des moyens de rendre l'alimentation animale acces- sible aux gens de la campagne. Il avait signalé le lapin domestique comme le seul animal qui pût être élevé sans frais : quelques herbes, quelques racines que l'on trouve toujours dans les champs, suffisent à sa nourriture. Le lapin vient vite et pullule à l'infini. Les malheureux tra- vailleurs, dont le salaire modique ne saurait suffire à l'acquisition de la viande de boucherie, devraient en

(1) *Traité élémentaire d'Agriculture pratique*, par Gabrias, page 168.

(2) *Moyens d'alimentation économique*, par Limousin-Lamothe; broc. in-12. Albi 1846.

(3) Gabrias, ouvrage cité, page 181.

élever beaucoup et en manger le plus souvent possible. En bonne hygiène, il est établi que l'homme, omnivore par sa nature, ne saurait s'accommoder longtemps d'une nourriture purement végétale ; elle ferait prédominer le système lymphatique au préjudice du système sanguin. Une légère addition de nourriture animale serait pour lui un véritable bien ; elle soutiendrait son énergie vitale, et donnerait à la fibre musculaire la force et la résistance nécessaires à l'homme de travail.

Quelques végétations spontanées viennent, dans certaines saisons, nous fournir un supplément d'alimentation. C'est ainsi que, la terre étant suffisamment humide et la température assez élevée, une multitude de champignons surgissent en automne dans les bois et dans les bruyères ; toute la population s'en nourrit alors et les voit apparaître avec satisfaction. Plusieurs personnes ont avancé que les champignons ne contenaient aucune trace de matière alibile et ne pouvaient être employés qu'à titre de condiment ; mais les analyses de Braconnot de Nancy ont démontré que le genre *bolet* recélait de l'albumine, de l'adipocire, de la fécule, un sucre particulier, et deux substances azotées, la fongine et une osmazome particulière (1). D'ailleurs ne sait-on pas que, dans certaines contrées de l'Europe, en Toscane et en Lithuanie, les paysans se nourrissent presque exclusivement de champignons pendant une grande partie de l'année, et dans nos climats la consommation en serait moins considérable, si les habitants de la campagne n'y avaient reconnu un puissant moyen d'alimentation ; ils ne leur font subir

(1) Voyez *Dictionnaire de Médecine*, en 30 vol., t. VII.

d'autre apprêt que celui de les mettre sur le gril ou sur les charbons ardents, et de les assaisonner avec quelques grains de sel. Les accidents d'empoisonnement sont très-rares dans les départements du midi et de l'ouest, disent MM. Noulet et Dassier. Les espèces vénéneuses, que l'on peut aisément confondre avec les édules, y sont plus rares que dans le reste de la France (1). Cependant comme le soin de veiller à l'approvisionnement des marchés et à la bonne qualité des comestibles appartient à l'autorité municipale, l'agent préposé à la salubrité publique doit élaguer les champignons tant soit peu suspects, et rejeter comme impropres à la consommation tous ceux qui ont *passé fleur* et dont le parenchyme est labouré par les vers. A cet état de maturité avancée, les espèces réputées salubres deviennent vénéneuses.

Deux espèces principales sont apportées sur nos marchés.

1° Le *bolet comestible*, qui dans le premier âge est dur et consistant (*cépet* ou *bruguet*), et qui à l'âge adulte est mou et pulpeux (*mouillet*).

A ces deux états, ce champignon est très-recherché dans nos contrées tant à cause de sa saveur agréable et de son arôme délicieux que de son innocuité bien constatée. On en fait usage comme aliment à l'état frais et comme condiment à l'état sec. Un peu avancé en maturité, il a plus d'arôme et se laisse digérer plus facilement que lorsque, jeune encore, sa chair blanche et dure craque sous la dent.

Il faut se garder de confondre le bolet comestible avec un autre du même genre, avec le *bolet rubéolaire*, dont

(1) *Traité des Champignons comestibles, suspects et vénéneux*, par MM. Noulet et Dassier. Préface.

il se rapproche au premier coup d'œil par sa forme et sa dimension, mais qui s'en éloigne par certains autres caractères, tels qu'une odeur vireuse forte et désagréable, une couleur un peu rougeâtre, et le changement instantané de coloration, qui s'opère lorsqu'on vient à le rompre ou seulement à le froisser (1).

2° L'*agaric oronge* ou *oronge comestible* (*dounégal*), qui vient dans les bois plutôt que dans les bruyères et qui se prête à une foule de préparations culinaires. C'était un mets très recherché par les Romains, *fungorum princeps*. Le ragoût d'oronges, que Néron appelait *cibus deorum*, était toujours placé devant le maître, et les autres champignons incertains étaient présentés en face des clients que le patricien admettait au bas de sa table.

Il importe de ne pas confondre l'oronge vrai avec la fausse oronge; il suffit pour éviter l'erreur de rappeler les caractères suivants : l'oronge vrai a le chapeau dépourvu de verrues blanchâtres, ses feuillets, son pédicule, son collier sont jaunes, sa volve est complète ; le chapeau de la fausse oronge est moucheté de blanc, ses feuillets, son pédicule et son collier sont blanchâtres, sa volve est incomplète et persiste à peine ; l'odeur et la saveur sont aussi toutes différentes de celles de l'oronge vrai.

(1) Noulet et Dassier, même ouvrage, p. 156.

CHAPITRE VI.

DU PHYSIQUE ET DU MORAL DES HABITANTS.

La constitution physique de l'homme est toujours le résultat du climat qu'il habite et du genre de vie auquel il s'adonne de préférence ; à la vérité, le type originel ne disparaît jamais complètement : on retrouve encore dans notre population plusieurs traits qui rappellent notre origine mixte du Gaulois et du Romain. Le type primitif se modifie et cède pour ainsi dire aux atteintes des agents qui l'environnent. Ces modifications graduées d'âge en âge se transmettent de père en fils, jusqu'à ce qu'elles aient atteint un dernier terme, une forme définitive. Alors l'homme, mis en rapport avec les lieux et les circonstances qui l'entourent, se trouve avoir acquis une manière d'être, qui est la conséquence de ce rapport, et qui est commune à toute la population du pays, dans l'étendue duquel les mêmes causes agissent.

Sans être grands, les habitants de la partie basse du département du Tarn sont d'une taille ordinairement au-dessus de la moyenne. Plusieurs sont très-bruns sans être basanés ; mais le plus grand nombre ont les cheveux châtains plus ou moins foncés. Dans le pays de côteau, ils ont le corps généralement bien pris, bien musclé et peu chargé d'embonpoint, le teint rouge, les dents blanches, les traits du visage saillants et fortement accusés, surtout

chez les vieillards; ce qui résulte de la mobilité de
l'atmosphère, qui varie singulièrement les impressions
des sens et les fait succéder brusquement les unes aux
autres. Ils ont le tempérament sanguin, et sont disposés
aux maladies inflammatoires; mais chez eux, de la maladie à la santé, il n'y a qu'un pas : le retour en est
prompt et facile. A la ville et dans la plaine, la population est moins robuste, elle présente une taille moins
élévée, des membres moins développés et moins agiles.
Leur sang est moins oxygéné, moins chargé de globules
et de fibrines; le tempérament est quelquefois bilieux, le
plus souvent lymphatique. — Cette différence, entre les
habitants de la plaine et ceux du côteau, est surtout
sensible pour les personnes du sexe. Sur les sommets et
dans les vallons bien ouverts, on rencontre des femmes
fortement constituées, au teint brun, aux traits rudes,
dégagées dans leurs formes, et douées d'une résistance
de tempérament qui les endurcit contre les travaux les
plus pénibles et les maladies les plus graves. A la ville,
elles sont plus jolies que belles, d'une taille peu avantageuse; leurs traits, qu'anime toujours une aimable fraîcheur, offrent dans leur ensemble une expression sédui-
sante de gaîté et de douceur. Leur tempérament tient
du lymphatique et du sanguin; leurs formes empruntent
à un tissu cellulaire assez abondant de la grâce et quelquefois de l'élégance. Tous ces traits laissent facilement
entrevoir qu'au fond de la constitution des habitants de
la ville se trouve un germe de scrophules ou de lympha-
tisme exagéré, qui se traduit, chez plusieurs jeunes
filles, par des cicatrices écrouelleuses placées le plus souvent vers l'angle de la mâchoire inférieure. — Cette diathèse scrophuleuse se perpétue dans notre population par
voie d'hérédité. Les pères et surtout les mères communi-

quent à leurs enfants le germe de certaines maladies, aussi bien qu'ils leur transmettent leur ressemblance physique et leur caractère moral; et cependant, dans toutes les classes de la société, la cupidité et la vanité seules président aux conditions des mariages, comme si la santé des époux et des enfants n'était pas un élément de prospérité et de fortune. Ce serait être par trop *malthusien* que de faire intervenir le législateur en semblable matière; mais il est certain que, si on savait éviter les alliances suspectes sous ce rapport, on verrait moins de poitrinaires, moins d'aliénés et moins d'écrouelleux...... *quasi jure parentum tabidâ stirpe nati* (Fernel).

Les relevés officiels du recrutement militaire fournissent, pour chaque canton, des renseignements précieux sur la taille des hommes et sur les infirmités que les conseils de révision admettent le plus communément comme une cause d'exemption du service des armes.

Mme Villermé (1) a fait observer qu'en France tout ce qui amène la pauvreté, la propage ou l'entretient, a pour effet de diminuer la taille moyenne, de retarder le développement du corps humain, d'augmenter le nombre des infirmités, en un mot, de détériorer l'espèce sous tous les rapports. On a constaté que, pour la France entière, la taille moyenne des recrues était de 1 mètre 624 millimètres; que les hautes statures appartiennent aux départements du nord-est, c'est-à-dire à la race germanique; et que la race gauloise, plus particulièrement cantonnée dans les provinces du centre et du midi, n'offrait que des tailles moyennes (2).

(1) Mémoire sur la taille de l'homme en France. — *Annales d'Hygiène publique et de Médecine lég.*; tome Ier, page 351.

(2) Lelut. — Détermination de la taille moyenne de l'homme en France — même recueil. — Tome XXXI, page 297. — 1844.

Voici un tableau dressé d'après les contrôles officiels, et qui indique les résultats constatés pendant quinze ans dans le canton de Rabastens :

RECRUTEMENT, 1833—1847.

ANNÉES.	Inscrits sur les listes au moment du tirage.	Examinés devant le conseil de révision.	Contingent fourni par le canton.	Exemptés pour défaut de taille.	Pour faiblesse de constitution.	Pour vice scrophuleux.	Pour maladies de poitrine.	Pour hernies.	Pour autres infirmités.	Taille moyenne des jeunes gens inscrits sur les listes du contingent cantonal.
1833	93	47	26	4	3	»	»	3	4	1ᵐ 633ᵐᵐ
1834	85	63	25	6	5	1	»	3	16	1 635
1835	82	54	24	4	7	»	»	1	7	1 649
1836	95	59	24	5	4	»	»	5	8	1 663
1837	89	50	26	3	3	»	»	4	10	1 665
1838	71	39	20	3	3	»	»	3	6	1 664
1839	74	48	19	4	4	1	»	3	9	1 654
1840	69	46	18	2	»	»	»	»	15	1 652
1841	79	44	21	4	2	»	»	2	21	1 641
1842	90	64	24	9	9	»	»	1	2	1 625
1843	82	46	21	2	10	»	»	4	7	1 667
1844	83	51	23	2	6	»	1	6	2	1 658
1845	77	40	21	6	5	»	»	2	8	1 639
1846	86	29	22	»	3	»	»	2	4	1 664
1847	69	32	18	5	3	»	»	1	6	1 661
Totaux.	1,224	712	332	59	67	2	1	40	125	Moyenne. 1ᵐ 651ᵐᵐ

D'après ce tableau, la moyenne de la taille de nos

jeunes conscrits est de 1 mètre 651 millimètres. La moyenne, pour tout le département du Tarn, dans la même période de temps, est de 1 mètre 643 millimètres. Ce qui prouve que la constitution de notre population n'est pas inférieure à celle des autres cantons.

Sur 712 jeunes gens examinés par le conseil de révision, dans le cours des quinze années qui ont servi de base à notre tableau, 292 ont été exemptés pour défaut de taille, pour faiblesse de constitution ou pour autres infirmités ; 40 ont été reconnus être atteints de hernies, c'est-à-dire 1 sur 17. On aurait vraiment de la peine à trouver la cause de cette énorme proportion. Pour la France entière, elle est de 1 sur 32 (1) ; et les recherches de M. Malgaigne ont prouvé que le climat et que la hauteur du sol, comme le voisinage de la mer, n'ont aucune influence sur la manifestation de cette infirmité ; elles tendent seulement à démontrer que les provinces qui offrent le moins de hernieux sont celles du nord et de la frontière orientale, tandis que les provinces du centre et du sud-ouest, occupées par la race gallo-romaine, et qui n'ont presque jamais vu la fumée des camps ennemis, sembleraient en être pourvues abondamment. Conformément à cette théorie, l'ancien Albigeois, rattaché tard à la monarchie française, peuplé par les enfants mélangés des Gaulois et des Romains, a pu offrir des exemples fréquents de cette infirmité, sans que cependant les accidents qui s'y rattachent se produisent dans le canton de Rabastens plus souvent que dans les autres contrées méridionales.

(1) *Leçons cliniques sur les Hernies*, par M. Malgaigne. 1 vol. in-8°, page 24.

Nous devons signaler encore une disposition anatomi-
que acquise par de vicieuses pratiques et que l'on rencontre dans tout le Haut-Languedoc : nous avons tous la
tête très-allongée d'avant en arrière et de bas en haut,
avec une proéminence occipitale tout-à-fait disgracieuse.
Cette forme anormale du crâne chez les Rabastinois
résulte de la pression circulaire que les matrones et les
nourrices s'empressent de faire subir à la tête de l'enfant
qui vient de naître, en la serrant fortement au moyen
d'un bandeau ; il en résulte un resserrement périphérique,
qui force la tête à gagner en longueur ce qu'elle est obligée de perdre dans le sens du diamètre transversal. Dans
quelques familles, où j'ai pu empêcher l'emploi du bandeau chez les nouveaux-nés, leurs têtes ont conservé la
forme naturelle, tandis que celle de leurs frères plus
âgés avait acquis le vice ordinaire. Cette fâcheuse disposition, dont les conséquences peuvent être très-graves,
est fort tranchée chez plusieurs idiots de l'asile des aliénés, à l'hospice de *la Grave* de Toulouse (1). Dans nos
contrées, l'ignorance est telle, sur ce point, que cette
conformation factice de la tête paraît être regardée dans
la classe du sexe, dite des *grisettes*, comme un caractère
particulier de beauté. Elles s'appliquent ridiculement à
l'acquérir ; elles ont la fâcheuse habitude de serrer circulairement leur coiffe jusqu'au point d'aplatir l'oreille,
d'en déformer la conque et de la prédisposer à des irritations dartreuses. Aussi, il n'en est pas une seule dont
la tête se rapporte au type normal, c'est-à-dire, à la
forme sphéroïdale. Chez les garçons, cette mauvaise con-

(1) Voyez Foville. — *Déformations du Crâne.* Broch. in-8°, page 45.
Paris, 1834.

figuration offre des inconvénients non moins incontestables : « Dans le toisé de quelques conscrits, dont la taille
» aurait été douteuse ou même courte de quelques lignes,
» il a suffi d'incliner fortement le menton pour que la
» pointe occipitale, s'élevant au-dessus du vertex, vînt
» toucher la traverse de la toise, au moyen du mouve-
« ment de bascule que la tête éprouve par une forte
» flexion (1). »

Caractère. — Les habitants du canton de Rabastens
ont de l'enjouement dans leur caractère; leurs mœurs
sont douces et sociales; leur esprit, assez vif et pénétrant, leur donnerait de l'aptitude pour les arts et pour
les sciences, s'ils étaient plus laborieux et moins indo-
lents. Avant tout, ils chérissent le *dolce farniente.* Il y a
dans leur entretien plus de raison ou de gaîté que de
culture d'esprit. Dans les capitales, le vautour de l'ambi-
tion ronge les entrailles du riche, qui veut des distinc-
tions; du député, qui convoite un portefeuille; du petit
employé, qui veut devenir chef de bureau : nous sommes exempts dans nos petites villes de toutes ces tortures
sociales; nous n'aspirons que vers cette modeste aisance
qui fait la fortune du sage ; pourvu que la grêle respecte
nos récoltes, que nous puissions agrandir notre champ
ou payer nos dettes, si nous en avons : là se bornent
tous nos désirs, et notre vie se passe dans cette indolence et cette insouciance qui nous sont si justement
reprochées.

Naturellement enclins à la critique, les Rabastinois y
obtiennent assez de succès par des saillies piquantes,

(1) Voyez Coutelle. — *Topographie d'Albi.* 1 vol. 8º, page 91.
Albi, 1817.

qui sont quelquefois pleines de sel attique. La singulière volubilité de langue avec laquelle elles sont émises, la pétulance propre à l'idiome qui sert à les exprimer, leur donne une tournure des plus agréables et des plus séduisantes. Cet avantage dégénère souvent en une loquacité surabondante, qui permet peu la discrétion et qui commande aux gens sensés beaucoup de réserve, sous peine de se laisser entraîner jusqu'à la médisance, à laquelle on paraît généralement se délecter.

Mœurs. — Nous valons plus que ne valaient nos pères : il y a en nous moins d'hypocrisie et moins d'immoralité, plus d'indépendance personnelle et plus de respect de soi. Quoi qu'en disent les détracteurs du siècle et les zélateurs des idées rétrogrades, les lumières et le bon sens ont pénétré dans les masses. La civilisation a adouci les mœurs, et la religion, mieux entendue, a consolidé les liens de la famille et mis en honneur toutes les vertus domestiques. Aux époques de perturbation sociale, il est ordinaire d'entendre dire que la société est menacée de se dissoudre et la civilisation de périr; de telles craintes sont chimériques; il n'y a de novations possibles dans les sociétés que celles qui résultent de conditions antécédemment admises. La philosophie du dernier siècle, en attribuant à chacun un droit égal à la direction des affaires publiques, avait rendu acceptables toutes les réformes qui se sont opérées depuis 1789. La révolution était faite dans les esprits avant d'être stipulée dans les lois. Que ces considérations rassurent ceux qui ont pu être effrayés par les tentatives insensées de quelques hommes pervers ou inexpérimentés, dont les théories absurdes et subversives avaient naguère compromis l'ordre social et la prospérité de la France. Les utopies

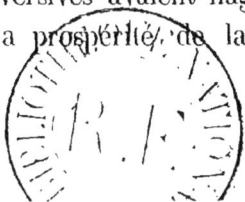

7

des socialistes ne prévaudront jamais au sein des populations agricoles. Chez elles s'est réfugiée impérissable
cette sagesse des âges, qui nous préserve des grands
crimes et nous sauvegarde contre tout ce que peut
inventer la misanthropie chagrine de l'orgueil et de l'am-
bition. Si le suffrage universel n'a pas répondu à de
coupables pensées, c'est à l'excellent esprit des cultivateurs que nous devons cet immense bienfait.

Depuis plus de trente ans, nul habitant du canton de
Rabastens n'a comparu sur le banc des assises pour
meurtre, coups ou blessures ; la moyenne annuelle de
nos affaires en police correctionnelle n'est que de 0,58 ;
et, comme dernière expression de notre moralité, il
faut ajouter que, dans les six communes du canton, il
ne vient au monde tous les ans que quatre enfants illégitimes. Cependant, il faut reconnaître que l'indifférence
traditionnelle de nos autorités locales et une complète
impunité ont laissé se développer une lèpre qui a rapidement envahi toutes les classes pauvres : je veux parler
du maraudage en tout genre, qui, dans notre commune, s'exerce en toute saison et à toute heure avec
une impudeur et une effronterie telle, que les habitués
du fait croient exercer un droit, et je crois même une
industrie permise. Nous nous plaignons du peu d'encouragement donné à l'agriculture : une bonne loi contre
le maraudage serait, sans contredit, l'encouragement le
plus efficace en faveur de la petite et de la moyenne
culture.

La sale et contagieuse débauche des grandes cités n'a
pas encore pénétré dans nos départements agricoles.
Quoique le vin soit de bonne qualité et vendu à vil prix,
on voit chez nous peu d'ivrognes. Cependant il existe,

pour les classes ouvrières de la ville et de la campagne,
des jours consacrés au culte bachique : telles sont les
réjouissances à l'occasion d'une noce ou d'une fête patro-
nale. C'est alors que le paysan se dédommage des privations pythagoriciennes de son intérieur ; et le lendemain
de ces nauséabondes orgies, le médecin est appelé pour
voir ces nouveaux Pantagruels, indigérés de vin et de
viandes mal apprêtées.

Dans notre petite ville, la *vénus vulgivaga,* à la façon
d'une venimeuse araignée, ne tend pas sa toile comme
dans les grands centres de population ; la médisance a
bien pu dire que quelques jeunes filles ont trouvé clan-
destinement un supplément de salaire dans un certain
relâchement de mœurs, nécessité presque toujours par
les exigences du luxe. Ce qui n'est que trop vrai, c'est
que dans ces dernières années quelques-unes, entraînées sans doute par de mauvais exemples, sollicitées
peut-être par des passions plus vives, n'ayant cédé quelquefois qu'à la séduction d'un objet de toilette, ont été
cruellement frappées par les rigueurs administratives,
qui ont eu pour résultat la suppression des tours. Cette
mesure, toujours avantageuse pour l'enfant, mais bien
souvent déplorable pour la mère, eut un grand reten-
tissement dans nos campagnes, elle n'est ignorée de personne : aussi, on pourrait peut-être soutenir qu'elle a
rendu plus fréquentes les tentatives d'avortement ; les
médecins en savent là-dessus beaucoup plus que tous les
agents de l'administration. En général, la fille de campagne ne succombe que par ignorance ou trop de cré-
dulité (1) ; et si le sacrement ne vient pas à temps

(1) Parent-Duchâtelet n'a pu compter que 325 prostituées apparte-

excuser une faute d'amour ou d'inexpérience, la perte
de l'estime publique lui fait regretter, toute sa vie, celle
de son innocence. Certes, je ne canonise pas l'homme
des champs, mais il faut le dire, un régime peu nourrissant, une vie dure et laborieuse, l'absence des mauvais livres, et, dans quelques paroisses, l'influence
de bons curés, ont protégé sa moralité et l'ont pré-
servé des mauvaises passions. Si le séjour à la campagne
nuit au culte des idées, il favorise les bonnes mœurs et
les croyances religieuses qui en sont les compagnes insé-
parables.

Dans les classes un peu plus élevées, l'égoïsme tend à
pervertir le bien moral produit par la diffusion des lumières, et l'aigre levain de l'envie fermente plus que
jamais dans tous les rangs de la société. Le mendiant
paresseux s'indigne à la vue de tout homme qui n'est
point couvert de haillons; l'ouvrier supporte, avec une
impatience qu'il ne prend plus la peine de dissimuler, son
ancien camarade devenu riche par son travail et la régularité de sa conduite. Dans les campagnes, l'adjoint porte
envie au maire, le conseiller à l'adjoint, et le simple
administré à ce conseiller lui-même. Le riche cultivateur
surveille avec inquiétude les limites de son champ; pour
l'agrandir, il s'impose les fatigues et les privations les
plus rudes; mais s'il aime sa terre, le laboureur aime
aussi son travail. Quand le soleil éclaire le sillon qu'il
trace, quand il voit bondir ses troupeaux, il ne quitte-
rait pas son labeur, quelque dur qu'il soit, pour aller
à la ville faire une émeute ou piller le propriétaire qu'il

nant à des pères cultivateurs, sur un total de 2,804 nées dans les départements et établies à Paris.

sert et dont il est bien traité. Cet amour du sol, cet instinct conservateur de la propriété suffiraient pour mettre en armes toutes nos populations rurales à la moindre tentative de propagande socialiste. — L'habitant de la ville est tout aussi jaloux de ce qu'il possède ; mais il est moins avare et moins parcimonieux que le campagnard. Ce dernier est rétif aux innovations, il hésite, il tâtonne, la méfiance le rend peu coulant dans les affaires. Son avarice se dévoile surtout en temps de maladie : il s'intéresse plus à sa vache qu'à sa femme ; sa vache, il aurait pu l'échanger contre de *belles pistoles*. Pour son vieux père ou sa vieille mère malade, il temporise, il calcule, il craint la dépense : Ils ont fait leur temps, dit-il ; si la mort se fait longtemps attendre, il cède aux instances des voisins et aux remontrances du curé, il vient à la ville prendre le médecin ; mais cette visite sera unique, on ne viendra pas même le tenir au courant des progrès du mal. S'il perd un enfant, le paysan exprime sa douleur en raison de ce qu'il lui a coûté : « Ce ne serait rien, me répondit un père que je voulais » consoler de la perte de son fils, s'il ne fallait payer » que les frais de la maladie ; mais, monsieur le méde- » cin, l'an passé j'avais acheté un remplaçant 1,700 fr. ; » et voilà ce qui me *ronge* et me *rongera* encore bien » longtemps (1). »

De sages pasteurs ont détruit, dans nos campagnes, toutes les anciennes croyances superstitieuses. Le culte des *devins* et des *revenants* tend à disparaître : on ne craint plus les fantômes et les loups-garous ; s'il n'y avait

(1) Un fait presque identique se trouve consigné dans le spirituel ouvrage du docteur Munaret.

danger d'être taxé d'esprit fort ou incrédule, on pourrait bien se plaindre encore d'un certain abus de scapulaires, de médailles et autres choses bénites, *employées comme moyen curatif* de telle ou telle maladie ; mais la rouille des vieux siècles s'efface au contact des lumières, et de l'antique ignorance de nos pères, une seule erreur persiste vivace et indestructible : c'est la foi en l'art occulte de ces rustres, appelés *rhabilleurs* ou *renoueurs*, jongleurs éméri-tes, très-habiles à renouer des os qu'ils disent brisés et qui n'ont reçu aucune atteinte, ou à réduire de prétendues luxations anatomiquement impossibles, telles que celles des côtes et des vertèbres lombaires. « L'on ne confie
» une montre, pour la raccommoder, qu'à celui qui a
» passé bien des années à étudier comment elle est faite;
» et l'on confie le soin de raccommoder la plus compo-
» sée, la plus délicate et la plus précieuse des machines
» à des gens qui n'ont pas la moindre notion de sa
» struture (1). » Le rhabilleur a prévu cet argument du médecin de Lausaune. Son art ne s'apprend, ni dans les livres, ni sur les bancs de l'école. C'est un *secret* qu'il a reçu en héritage de son père ou de son oncle, voilà pourquoi le meilleur médecin du monde ne saurait être rhabilleur ; selon la croyance des campagnards et d'un grand nombre de citadins, il n'a pas le *don*..... de les torturer, de les estropier, de les ensorceler enfin.

Un paysan se présente à la consultation d'un médecin, son bras est *en écharpe :* — Monsieur, lui dit-il, exami-nez-moi attentivement ; je ne voudrais pas faire une course inutile ; et, avant de me mettre en route pour aller chez le renoueur, je viens savoir si j'ai quelque

<hr/>

(1) Tissot. — *Avis au Peuple sur sa Santé.*

chose de cassé ou de *dénoué*. — Le chirurgien procède
à un examen attentif du membre inculpé, il lui fait
exécuter tous les mouvements articulaires qui lui sont
propres, et il dit à son client : Mon ami, vous n'avez
ni fracture ni luxation. — Mais je ne puis remuer mes
doigts sans douleur, répond le patient indigné. —
L'homme de l'art a beau expliquer que la gêne n'est
que la conséquence de la contusion et de l'engorgement
local, qui passera avec l'aide du temps, du repos et de
quelques lotions résolutives. Le paysan n'est pas convaincu. — Allons, grommèle-t-il, ce monsieur n'y connaît rien ; il faut faire le voyage, il faut aller chez le
rhabilleur.

Celui-ci s'étonne qu'un médecin, qui a fait ses classes,
n'ait pas reconnu que le *grand nerf* de la main était
foulé, et que *l'os du coude* était déboîté ; malgré l'engorgement inflammatoire que le voyage vient d'augmenter,
le bourreau saisit le membre, l'étreint, l'allonge et fait
craquer l'articulation avec toute la puissance de ses larges mains. Le patient pousse un cri d'angoisse avec une
grimace horrible. — Avez-vous entendu l'os rentrer ? dit
l'opérateur. — Une seconde grimace répond *oui*, et le bras
est aussitôt ficelé et garrotté de vive force. — Le membre
s'enflamme, se gonfle, la douleur est atroce ; mais le
renoueur a dit à son rustre client : — Souffrez, et surtout n'y touchez pas de huit jours. — Avant ce terme,
le membre est frappé de gangrène, il exhale une odeur
fétide.... Eh bien ! la confiance des paysans est tellement
aveugle, que les assistants et le malade lui-même ne
veulent pas croire à l'ignorance du rhabilleur ; ils s'empressent de l'excuser ; ils attribuent tous ces désordres à
de *mauvaises humeurs :* les escharres gangréneuses ne

sont autre chose que *du sang pourri qui veut sortir à travers la peau.*

Instruction publique. — Le canton de Rabastens n'est pas demeuré en arrière de l'élan imprimé à l'instruction populaire par la loi du 28 juin 1833 (1). Nos communes rurales ont été empressées d'avoir des instituteurs primaires. On trouve même dans nos campagnes des institutrices privées pour l'enseignement des petites filles. La ville de Rabastens prélève 2,200 fr. sur son budget pour l'instruction gratuite des enfants pauvres : 400 fr. sont réservés pour l'institutrice gratuite du bureau de bienfaisance, et 1,800 sont alloués à l'instituteur primaire représenté par trois frères de l'institut des écoles chrétiennes. En général nos concitoyens et plusieurs agriculteurs de la campagne sont familiarisés avec la lecture, l'écriture, l'arithmétique usuelle et les principaux dogmes de la religion. Dans les quinze dernières années qui viennent de s'écouler, le conseil de révision a pu recueillir dans notre canton des renseignements précis sur 1151 jeunes gens : 435 se sont trouvés sachant lire et écrire, 31 sachant lire seulement, et 685 ne sachant ni lire ni écrire. Les générations récentes commencent à avoir quelques notions générales de géographie, d'histoire de France et de dessin linéaire. Ce contingent de connaissances est bien limité sans doute, il ne constitue que le minimum de la dette du pays envers tous ses enfants. De ce degré d'instruc-

(1) Cette loi, toute imparfaite qu'elle était, n'en a pas moins élevé le niveau de l'intelligence dans notre département. De 1827 à 1837, sur 100 jeunes gens subissant le tirage du sort, 67 étaient complètement illettrés, et dans une seconde période décennale de 1837 à 1847, le chiffre des illetrés est descendu à 57. Voyez *Rapport de M. G. de Clausade au Conseil général sur l'instruction primaire* (1849).

tion, assez restreint pour pouvoir être réalisé en tout
lieu, à l'enseignement scientifique des colléges de l'État,
il y a bien loin, et cette lacune immense n'a pas été com-
blée dans notre ville. — Au-dessus de l'institutrice gratuite,
il existe un pensionnat où les petites filles reçoivent une
instruction primaire supérieure. Rien de semblable n'a
été établi pour les petits garçons; d'où il résulte qu'une
partie très-nombreuse de notre population, qui, sans
jouir des avantages de la fortune, n'est pas non plus
réduite à une gêne trop sévère, manque entièrement des
connaissances appropriées à sa position. Un instituteur
primaire de premier degré remplirait ce vide, il rendrait
plus complet l'enseignement de la géographie et de l'histoire, il professerait les éléments de géométrie pratique,
qui fournissent les données premières des professions ma-
nuelles et des arts mécaniques. Il enseignerait la musique
et le chant, et ferait connaître aux enfants ces premières
notions de physique et d'histoire naturelle, qui nous
familiarisent avec les grands phénomènes de la nature.
Un instituteur de premier degré attirerait dans son école
beaucoup d'élèves et diminuerait d'autant le trop grand
nombre d'enfants qui encombrent les classes des frères.
Un certain nombre d'admissions gratuites pourraient être
réservées pour les élèves qui se seraient fait remarquer à
l'école élémentaire par leur aptitude et leur bonne conduite, et entre les deux établissements s'établirait sans
doute un esprit de concurrence, qui ne pourrait être
que salutaire. Lorsque dans une ville existent simultanément un instituteur sorti du corps universitaire et des
frères des écoles chrétiennes, l'institut se trouve dans
l'obligation d'envoyer des maîtres instruits et expérimen-
tés. C'est ainsi que, dans plusieurs villes qui nous envi-

ronnent, on a obtenu des résultats très-rapides et que
l'instruction populaire s'est élevée à un degré d'avancement auquel nous ne sommes pas encore arrivés. Depuis
quelques années, l'enseignement des frères s'est amélioré
chez nous, à l'endroit de la grammaire française, de
l'orthographe et du calcul. Ils donnent à leurs élèves des
principes plus sûrs et mieux entendus ; mais on est en
droit d'exiger encore quelque chose de mieux. Il faut que
les ouvriers de tout état sachent *écrire une lettre*, tenir
leurs comptes et gérer eux-mêmes leurs intérêts les plus
ordinaires. L'instruction élevée à ce degré serait un puissant agent de civilisation : elle mettrait le cultivateur à
même de comprendre les perfections de son art et en
état de mieux diriger ses affaires.

Deux cents enfants accourent aux leçons de l'école
communale. Ce nombre était au-dessus des forces des trois
frères chargés de cette maison d'éducation ; aussi quelques personnes, préoccupées de l'instruction des classes
pauvres, ont, par une souscription volontaire, doté l'établissement d'un quatrième frère, destiné à venir en aide,
dans la journée, à ceux qui enseignent les petits enfants,
et à faire le soir un cours de lecture et d'orthographe
pour les adultes. Pour que cette mesure apportât tout le
fruit qu'on était en droit d'en attendre, il faudrait que,
sur quatre frères, trois au moins fussent nantis du brevet
de capacité.

Dans un pays purement agricole, quelques notions
élémentaires d'agriculture devraient former le complément de l'instruction primaire. Ces connaissances pourraient devenir l'objet spécial d'un cours du dimanche,
que les instituteurs des communes rurales pourraient
facilement établir au sein des populations uniquement

occupées de la culture de la terre. La lecture de l'excellent livre de M. Gabrias (1), suivie de quelques commentaires accommodés aux usages et aux besoins de notre canton, suffirait pour inculquer dans l'esprit du cultivateur enfant les théories les plus accréditées et les procédés les plus avantageux. Nul doute que, plus tard, on ne le vît s'appliquer à mettre en pratique des principes auxquels il se serait habitué à croire, comme on croit aux règles de la grammaire et de l'arithmétique.

Les frères des écoles chrétiennes semblent s'être emparés en France de presque tout l'enseignement primaire. En présence des progrès rapides de cette congrégation, l'opinion publique s'est demandé si l'instruction puisée chez les disciples de Lassalle l'emportait sur celle que peuvent donner les instituteurs formés au régime universitaire. Pour le canton de Rabastens dont la population ouvrière et agricole est très-nombreuse, la préférence doit être accordée aux frères. Ils y sont établis depuis plus de trente ans; c'est chez eux que nous avons tous appris à lire et à écrire; et de là, cette confiance du peuple en ces dignes instituteurs; de là, cette sympathie, cette espèce de culte des masses en leur faveur. Et, du reste, dans un moment où toutes les institutions sociales, où toutes les vérités d'expérience sont remises en question, l'État doit veiller à la conservation du bon sens public, qui ne repose que sur les principes imprescriptibles du christianisme. Sous ce point de vue, il y a peut-être quelque avantage à confier l'instruction de la première enfance à des corps religieux. La gratuité *absolue* et *universelle* de

(1) *Traité élément. d'agriculture pratique.* Un vol. in **12** (**1844**). Prix : **1** fr.

l'enseignement chez les frères a pu seule vulgariser parmi nous les connaissances les plus indispensables à la vie sociale et sans lesquelles le suffrage universel ne serait qu'une absurdité et un mensonge. Les personnes qui parcourent nos campagnes sont étonnées de rencontrer en hiver des bandes d'enfants que les petits cultivateurs et les bordiers de la banlieue envoient aux écoles de la ville ; le nombre en serait considérablement diminué, si la moindre restriction était apportée à cette gratuité universelle, qui est obligatoire pour l'institut des frères et qui séduit et attire, je ne dis pas seulement les classes indigentes, mais même les familles demi-aisées.

L'esprit de parti s'est exagéré les avantages et les inconvénients du régime universitaire et de la règle des congrégations religieuses. L'un et l'autre rendent de grands services, et ne méritent pas les méfiances et les critiques amères qu'on s'est plu à répandre sur eux. Tous mettent entre les mains des enfants des livres approuvés par le conseil supérieur de l'université. Ils ont adopté les méthodes d'enseignement appelées *mixtes*, qui participent du mode *simultané* et du mode *mutuel*.

Les événements de 1848, qui avaient laissé un champ libre à toutes les volontés individuelles, avaient bien pu exalter les têtes et les espérances de quelques instituteurs nouvellement sortis de nos écoles normales ; « mais dans « le Tarn, à part quelques manifestations imprudentes, « aucun fait grave ne peut leur être imputé (1). » Cependant un sentiment universel proclamé par les conseils généraux, sur tous les points de la république,

(1) *Rapport au Cons. général par M. l'Inspecteur des écoles primaires pour* 1849.

a accusé le corps des instituteurs primaires d'être animé
d'un esprit qui inspire au pays de justes alarmes. Quelques-uns, méconnaissant leur premier devoir envers la
société et envers les enfants confiés à leurs soins, n'ont
pas craint de se faire, dans l'école et hors de l'école,
les propagateurs des doctrines insensées qui naguère
ont failli causer la ruine de la France. En s'unissant,
dans certaines communes, avec les hommes les plus tur-
bulents, ils ont déserté leur mission, qui doit être toute
de paix, de résignation et de respect à l'autorité, et ils
ont attiré sur leur institution toute entière des repro-
ches sévères qui n'étaient mérités que par un petit
nombre. Qu'ils cessent cette lutte impie contre la société ; qu'ils reviennent vers les simples notions du bien
et du mal ; que tous les bons citoyens dévoués au
maintien de la république leur fassent bien comprendre
cette vérité, et le pays leur rendra l'estime à laquelle
ils ont droit de prétendre. Que les conseils municipaux
se montrent très-sévères sur la capacité des maîtres,
qu'ils exercent sur eux une active surveillance, et tous
ceux qui enseignent le peuple s'attacheront à implanter
dans le cœur de leurs élèves ces principes impérissables
de morale chrétienne, sans lesquels l'ordre universel
serait en péril. Espérons que la loi qui vient d'être pro-
mulguée imprimera une bonne direction à l'enseignement,
et que désormais tous les instituteurs communaux, religieux ou laïques, inspireront à un égal degré, la foi
dans la Providence, la soumission à l'autorité paternelle,
l'amour de la patrie et le dévouement au pays.

CHAPITRE VII.

GENRE DE VIE A LA VILLE ET A LA CAMPAGNE.

La plupart des habitants de Rabastens mènent un genre de vie assez régulier. Leurs jours s'écoulent dans un cercle d'habitudes dont la monotonie est rarement interrompue, et le lendemain voit renaître avec lui les soins, les plaisirs et les ennuis de la veille. Les jours de fête sont consacrés en partie aux devoirs de la religion, l'autre partie est employée à des amusements divers, tels que la promenade, la causerie, le jeu, et dans la belle saison la danse sur la place publique. Pour les jours non fériés, les occupations des habitants varient selon le rang et la condition sociale de chacun. Généralement, on n'est pas assez convaincu à Rabastens de la nécessité et de la dignité du travail. C'est la ville des citoyens peu occupés. On semble ignorer que l'état social ne peut exister sans le concours de tous. Dans une société bien organisée, tous les membres doivent se rendre utiles. Nul ne peut manquer à ce devoir. Supprimez le travail, et ce qui revient au même, supprimez la propriété qui n'est que l'expression du travail accompli, et la civilisation s'arrête, nous retombons dans la barbarie. Chacun de nous doit donc embrasser une profession. C'est toujours au détriment de la nation qu'il existe des exceptions en ce genre. Quels que soient le rang et la fortune des familles, l'oisi-

veté doit être proscrite et maudite. Que la surveillance
d'une exploitation rurale, que les études qui se rapportent à l'amélioration matérielle et morale des classes
pauvres, que des fonctions publiques non salariées remplissent les vides si nombreux que laissent les richesses, et
chassent l'ennui, ce fléau des heureux du siècle. Le labeur
de chaque jour développe le corps de l'homme, lui procure sa subsistance et lui assure la force et la santé. La
paresse et l'indolence ne favorisent pas le développement
de nos organes ; elles les exposent à des maladies diverses.
Les fainéants, et il en est de plusieurs espèces, n'ont
jamais senti en eux ce sentiment de force et de prestesse
qui rend l'homme heureux et satisfait. Les uns, vivant
dans les estaminets et les cafés, sont disposés à la pléthore
sanguine, menacés par l'obésité et tourmentés par des
dyspnées et des céphalalgies habituelles. Les autres, pâles
et cacochymes, consentent à souffrir plutôt qu'à travailler:
privés de toute espèce de ressource, ils sont prédisposés
aux maladies asthéniques. Ils ne savent que gueuser ou
marauder, et c'est avec leur appoint que grossissent
annuellement les rangs de cette hideuse mendicité, qui
pour quelques uns n'est qu'une profession, une industrie
comme un autre.

A côté de tous ces gens inoccupés, une autre partie
de la population active et laborieuse s'occupe sans relâ-
che et s'ingénie pour trouver de l'ouvrage. Elle mérite
la sympathie et les faveurs de tous ceux qui savent
l'apprécier. Les uns travaillent en plein air ou dans des
lieux ouverts, les autres exercent des professions sédentaires. A la première catégorie se rapportent les maçons,
les charpentiers, les tonneliers, les forgerons, les serru-
riers, les journaliers, etc. Ces professions seraient les plus

salubres, si le salaire de ces ouvriers leur permettait de se bien nourrir. Ils exercent tous leurs muscles sans que les uns puissent se développer aux dépens des autres, et les variations atmosphériques auxquelles ils sont souvent exposés finissent par fortifier leurs corps et par les rendre inaccessibles aux rhumes et aux courbatures. Mais les professions sédentaires sont en plus grande majorité à Rabastens : les bouchers, les boulangers, les tailleurs, les cordonniers et les tisserands. Voilà ce qui constitue la masse de notre population.

Les *bouchers* jouissent généralement d'une bonne santé : la facilité qu'ils ont de se bien nourrir, un gain peut-être supérieur à celui des autres ouvriers, leur asssurent cet heureux privilége.

Les *boulangers*, condamnés à vivre dans une atmosphère de molécules amylacées, ont bientôt les fausses nasales et les bronches enferrées. Aussi ils toussent de bonne heure et deviennent phthisiques ou asthmatiques. La chaleur excessive qu'ils sont forcés d'endurer constamment leur devient nuisible en épuisant leur corps par une transpiration excessive, en produisant une fièvre continuelle et en desséchant toute l'humidité des tissus, ce qui oblige ces ouvriers à boire fréquemment. Malheur surtout à ceux qui contractent la nuisible habitude de faire la sieste dans l'étuve, ou *chambre chaude*, placée au dessus du four. Ceux là meurent tous jeunes; des congestions dans les principaux viscères, un défaut d'harmonie dans toutes les fonctions, les empêchent d'arriver à une vieillesse avancée.

Les *tailleurs* et les *couturières* sont très-nombreux à Rabastens. Le prix de leur journée est tout-à-fait minime ; ce qui est d'autant plus fâcheux, que les travaux d'aiguille

attaquent la santé autant et peut-être plus que tout autre.
L'immobilité absolue des membres inférieurs est tout-à-
fait défavorable à l'accomplissement de certaines fonctions. La circulation est presque nulle dans les extrémités
inférieures, et, dès-lors, le sang est refoulé dans les
parties sus-diaphragmatiques. De là, des suffocations
habituelles, des pesanteurs de tête ; et pour les personnes du sexe, des dysménorrhées, des chloroses et des
dyspepsies habituelles. En général, toutes les attitudes
qu'on est forcé de garder trop longtemps favorisent la
stase des liquides dans certaines parties et dérangent la
santé. Il n'est pas rare de rencontrer des tailleurs à
haleine courte. Jeunes encore, ils ont la peau hâve, le
corps sec et les extrémités grêles. Souvent ils ébranlent
leurs dents par l'habitude qu'ils ont de s'en servir pour
couper le fil. Leur vue s'affaiblit de bonne heure, par la
nécessité où ils sont de travailler à des ouvrages fins, et
qui exigent beaucoup d'attention, surtout à la lumière
artificielle.

Deux autres professions, celle de *cordonnier* et celle
de *tisserand*, sont encore plus nombreuses que celles
dont nous venons de parler ; elles doivent par conséquent fixer l'attention des médecins. Le dernier recensement de la population a fait connaître que la confection
des chaussures en cuir occupe environ soixante ouvriers
dans notre petite ville. Ils travaillent ordinairement dans
des rez-de-chaussée humides, exposés aux émanations
d'un cuir toujours mal préparé ; ils ont le teint plombé
et le faciès toujours amaigri. Ils sont sujets à des douleurs vagues dans les membres, occasionnées par une
trop longue durée de la journée qu'ils sont obligés de
prolonger très-avant dans la nuit, à cause de l'exiguité

8

de leur gain. Ces ouvriers, en appuyant fortement leur ouvrage sur le creux de l'estomac, compriment le foie, arrêtent la sécrétion de cet organe, et deviennent en peu de temps disposés aux maladies bilieuses et à certains troubles des fonctions digestives. Quelques garçons commencent de trop bonne heure l'apprentissage de ce métier. Le système osseux, ne se trouvant pas chez eux complètement développé, ne tarde pas à se déformer sous l'influence des mêmes actes quotidiennement répétés. Leurs épaules se voûtent et l'épigastre se déprime. En appuyant sur l'appendice xiphoïde, avec la forme du soulier sur laquelle ils travaillent, ils dépriment cette partie et donnent au thorax une direction tout-à-fait vicieuse. Cet enfoncement de la poitrine a été, pour quelques-uns, un motif d'exemption du service militaire.

Considéré d'une manière générale, l'exercice dans les classes ouvrières, résultant rarement de la mise en action de toutes les puissances musculaires, ne saurait déterminer le développement régulier des forces physiques. Toute partie plus exercée qu'une autre ne manque pas d'acquérir plus de force et de développement au préjudice de celles qui restent dans l'inaction; il en résulte, à la longue, une disposition vicieuse dans certains appareils. Ce sont là des vérités pratiques qui devraient être connues de tous les gens de métier. Ceux qui ont des enfants devraient savoir que, chez les jeunes apprentis, dont le corps n'est pas encore arrivé à son complet développement, le système osseux peut facilement s'infléchir vicieusement, lorsque des actes trop fréquemment répétés l'entraînent dans tel sens plutôt que dans tel autre.

Plus de deux cents *métiers à tisser* sont, en toute saison, mis en mouvement dans la ville de Rabastens ; les hommes confectionnent des toiles qui passent pour les plus belles du département ; les femmes tissent des tapis, dont notre ville fait un grand commerce, et qui sont constitués par une chaîne de fil de chanvre et par une trame de chiffons ou de lisières de drap coupés à bandes très-étroites. L'art du tisserand est très-pénible et ne procure qu'un faible salaire. C'est tout au plus si les hommes peuvent gagner 1 fr. 25 c. à 1 fr. 50 c. par jour, et les femmes 50 c. ou 60 c. Celles-ci fatiguent beaucoup moins que les ouvriers occupés au tissage des toiles de lin ou de chanvre. La confection des tapis demande moins d'attention, des percussions moins fortes et moins répétées. Du reste, l'occupation du tissage a pour les femmes un très-grand avantage signalé depuis plus d'un siècle par Ramazzini (1). L'exercice particulier des jambes auquel elles sont obligées, et leur position presque verticale, les préserve et les guérit même des dysménorrhées si communes chez les personnes livrées aux occupations sédentaires. J'ai vu des couturières, habituellement maladives, retrouver la santé et un plein usage de toutes les fonctions, alors que la position de leur famille ou que la difficulté de se procurer du travail les forçait à abandonner la couture pour se livrer à la confection des tapis.

Pour les hommes, aucun avantage ne compense les inconvénients attachés à cette profession : bien des gens ont remarqué le teint pâle et l'étiolement de nos tisserands à bras, qui, chaque jour et pendant douze ou quinze heures, travaillent ordinairement chez eux à faire

(1) *De morbis artif.* (1713.)

des toiles de lin ou de chanvre, dans des rez-de-chaussée
où le jour et l'air arrivent à peine, et où le soleil ne
pénètre jamais. Le séjour dans ces lieux humides et cette
trop longue durée du travail ne sont pas les seules causes
du mauvais état de leur santé ; il faut encore en accuser
les percussions sans cesse répétées du balancier, qui
ébranlent tout le métier et qui se transmettent en partie
à la poitrine et au creux de l'estomac. Ces inconvénients
sont d'autant plus prononcés, que les métiers sont trop
bas, ce qui oblige les ouvriers à se courber excessivement pour le maniement de la navette. Avec plus d'intelligence, ils pourraient diminuer les fâcheux effets de
leur profession, en suspendant leur siége pour l'isoler du
corps du métier, et en plaçant entre eux et le cylindre
une traverse de bois, ou mieux, une large lisière de
cuir ou d'étoffe qui les en tînt éloignés de quelques
centimètres. Ils pourraient aussi tenir leur ouvrage plus
élevé et adopter le balancier à pivot et à contrepoids.
Toutes ces dispositions deviennent plus faciles, lorsque
la toile s'enroule sur un *pansier* et non sur le cylindre
transversal. Nos ouvriers devraient encore s'exercer à
l'emploi de la navette volante, à l'aide de laquelle on
fait, dans un temps donné et avec moins de fatigue,
beaucoup plus de travail. Il faut cependant reconnaître
que, de toutes les professions sédentaires, celle de tisserand est la seule dans laquelle une égale somme de mouvements se trouve assez exactement répartie entre les
membres supérieurs et les membres inférieurs ; aussi, les
médecins n'ont pu signaler aucune maladie particulière
aux ouvriers de cette profession. Ils ne sont sujets qu'aux
affections que détermine l'habitation des lieux humides.
On croit généralement que le tissage du lin et du chanvre

doit se faire dans un lieu frais et à l'abri du moindre courant d'air, afin que la légère couche de colle dont on enduit les fils de la chaîne ne sèche point trop vite, et que les fils ne se brisent point à chaque instant. L'insalubrité qui en résulte a fait chercher une colle qui permette de tisser en tout lieu. Cette colle *hygrométrique* a été trouvée dans la farine du *phaleris canariensis* (1); mais elle est plus chère que la colle ordinaire, et, pour cette raison, les tisserands de Rabastens, dont le gain est si minime, continueront à employer l'empois qu'ils préparent avec la farine de froment, et à travailler dans leurs demeures humides.

Il ressort, de ce qui précède, que les professions les plus indispensables aux besoins usuels, celles qui ont pour objet l'alimentation, le vêtement ou le logement des hommes, sont les plus répandues dans notre ville, et que certaines maladies, ou tout au moins certaines imminences morbides sont attachées à l'exercice de ces utiles professions. Toutefois, les ouvriers diminueraient les inconvénients propres à leur vie sédentaire, s'ils pouvaient tous les jours sortir quelques instants de la ville et faire une petite promenade en plein air. Ramazzini, qui a beaucoup insisté sur ce conseil, aurait désiré que chaque artisan possédât une petite pièce de terre qu'il pût soigner, sarcler et semer lui-même. Les tailleurs et les cordonniers surtout auraient besoin de respirer l'air pur de la campagne. « Les hommes, a dit J.-J. Rousseau, ne sont pas faits pour vivre entassés en fourmilière; » et tous les médecins, avant cette boutade misanthropique, avaient

_____

(1) Voyez *Annales d'Hygiène publique et de Méd. légale*, t. **XXXVI**, p. 38.

reconnu que l'air des champs, cet air richement oxygéné, *pabulum vitæ*, guérit et prévient les maladies propres aux habitants des villes : il dissipe les vapeurs des femmes nerveuses inoccupées, il restaure les forces des ouvriers affaiblis par un trop long labeur. »

Les femmes, livrées à des occupations sédentaires, se procurent des incommodités et des infirmités, le plus souvent incurables, en s'abandonnant avec une espèce de fureur au détestable usage des *chauffe-pieds*. Elles placent sous leurs jupes une sorte de vase à deux anses rempli de braise, qui, en chauffant vivement les jambes, les expose à des varices, à des ulcères rebelles et à des affections dartreuses. Elles ne font pas attention que les extrémités inférieures, continuellement chauffées, n'en deviennent que plus sensibles aux impressions de l'atmosphère. D'ailleurs, cette excessive chaleur, jointe aux vapeurs d'acide carbonique qui émanent du charbon en combustion, entretient des leucorrhées et des métrorrhagies, qui finissent toujours par altérer la santé générale des femmes adonnées à ce genre d'abus. Et si les rhumatismes se déclarent chez elles aux membres inférieurs plutôt qu'ailleurs, on doit surtout en accuser la mauvaise habitude de rester, pendant des journées entières, sur des chauffe-pieds qu'elles quittent quelquefois sans précaution pour s'exposer tout-à-coup à l'air froid dans la saison la plus rigoureuse (1). Dans les familles un peu fortunées et un peu mieux apprises, l'usage des chauffe-rettes tend à disparaître ; elles sont remplacées par les tapis, devenus aujourd'hui accessibles à la plus modeste aisance. Ces ustensiles ont abandonné les salons, et se

(1) Marc. — *Dict. des Sciences médicales*, t. V, page 11.

sont réfugiés dans les ateliers et les boutiques. Il est vrai qu'on ne peut interdire ce moyen de chauffage économique à ces pauvres femmes qui travaillent sans feu dans des logements froids et humides, ou qui, les jours de foire ou de marché, restent toute la journée exposées dans une échoppe à toutes les intempéries de l'air. Elles devraient renoncer à ces pots de terre remplis de braise, et se servir de chaufferettes grillées dont les inconvénients sont moins prononcés, ou mieux encore, donner la préférence à ces chauffe-pieds tant recommandés pour les malades et les infirmes, formés par un vase clos en zinc ou en étain que l'on remplit d'eau bouillante. Ils gardent longtemps la chaleur et tiennent les pieds très-chauds, sans que les jambes soient exposées à l'action réfocillante de la braise.

Les causes des maladies, dans la classe ouvrière, se rattachent plus souvent à un genre de vie mal entendu, à des habitudes mauvaises et à des vices de régime qu'à l'insalubrité plus ou moins prononcée des professions. M. Villermé a reconnu que la fréquence des maladies et la mortalité chez les ouvriers sont moins en raison directe de cette dernière cause qu'en raison inverse du prix des journées (1). Le salaire est tout dans les conditions plébéïennes. C'est la nourriture, c'est l'habit, c'est le logement. L'ouvrier mal payé est mal nourri, mal vêtu, mal logé : il languit dans la gêne, la misère et le découragement.

Cette exiguité du salaire est surtout manifeste pour ces hommes qui, par le développement énorme de forces qu'ils font journellement, devraient être nourris

(1) *Annales d'Hygiène publiq. et de Médecine lég.*, t. II.

mieux que tous les autres, et qui, exposés à toutes les
intempéries des saisons, devraient avoir des habits capables de les préserver des atteintes atmosphériques : ces
malheureux journaliers de la ville et de la campagne, qui
travaillent la terre du lever jusqu'au coucher du soleil,
et qui ne gagnent pas plus de 200 fr. par an, pour leur
subsistance et celle de leur famille. La vie des champs
serait sans contredit la plus belle et la plus digne d'envie, si les travailleurs y trouvaient un salaire qui leur
garantit le vêtement de chaque saison et le pain de chaque jour. L'agriculteur aisé, environné d'un air pur,
jouit d'une forte constitution et d'une santé constante ;
sa nourriture est simple et salubre, la quantité de ses
aliments, déterminée par le besoin et par l'appétit, est
proportionnée à ses travaux, et ses travaux n'excèdent
pas ses forces. Ses enfants annoncent la vigueur et la
santé ; tout, autour de lui, présente l'empreinte du bonheur, qui consiste dans la juste proportion des fatigues
et des jouissances. C'est à lui que s'adresse le *ó fortunatos
nimium* de Virgile.

Tels sont les biens-tenants et les cultivateurs jadis inscrits sur les listes électorales : le médecin ne remarquera
en eux que les heureux effets d'une vie sobre et d'un
travail modéré ; mais il doit surtout observer avec attention le journalier, le maître-valet et le bordier mal aisé.
Il verra ces malheureux presque sans abri en hiver, et
brûlés par le soleil en été. Leurs travaux souvent excèdent leur force, et les éléments grossiers qu'ils peuvent
se procurer sont à peine suffisants pour réparer leur
perte. La population des manouvriers peu aisés est très-
nombreuse dans nos campagnes ; elle dépasse de beaucoup celle des agriculteurs travaillant sur leur propre

fonds. Quelques journaliers possèdent bien une parcelle de terre plus ou moins minime ; mais n'y trouvant pas des moyens suffisants d'existence, ils cherchent un complément de ressource en se louant à la journée chez les riches cultivateurs.

Leurs travaux sont tous ceux auxquels on se livre communément à la campagne : les façons données à la terre avec l'araire ou avec la houe, les travaux des vignes, l'exploitation des bois, le fauchage et le fouage des fourrages ; mais les travaux qui compromettent le plus directement leur santé sont le curage des fossés en hiver et la récolte des céréales en été. Le curage des fossés les oblige à tremper leurs jambes dans l'eau ou dans la boue, et à s'imprégner d'une humidité qui les gagne bientôt jusqu'à la ceinture et qui les expose à des rhumatismes, à des catarrhes rebelles ou à certaines cachexies excessivement graves, qu'ils désignent, eux, sous le nom de *malfoundomen*.

Les travaux de la moisson et le battage des grains sur le sol exigent, de la part de ces malheureux ouvriers, tant d'activité et une telle dépense de forces, que, souvent, à la fin de la saison, il n'est pas rare d'en voir quelques-uns épuisés ou réduits à un état d'hypersthénie générale, caractérisée par une irritation des muqueuses gastriques et pulmonaires. Alors, la journée est longue ; le crépuscule n'est séparé de l'aurore que par quelques heures, et les occupations se prolongent presque toujours aux dépens du repos de la nuit. Que les maîtres le sachent bien : à cette époque de l'année leurs valets ne dorment pas assez, et bien souvent ils succombent à l'insuffisance du sommeil. Une journée de moissonneur est bien pénible, et réclame au moins sept heures de repos. Celle des dépiqueurs au fléau ne l'est guère moins. Ces pauvres gens supportent toute la chaleur solaire en se livrant à un exercice des plus violents. Sous ce rapport, l'emploi du rouleau, pour le battage des blés, se recommande comme un véritable service rendu à l'humanité. Les riches agriculteurs devraient tous l'adopter. L'égrenage au rouleau ne compromet la santé de personne, et, comparé au battage au fléau sous le point de vue des intérêts matériels, il procure plus de rendement et donne une économie de 30 à 35 c. par hectolitre (1).

Les travaux des champs exigent une telle dépense de forces, que le corps des paysans peu fortunés s'use vite. Parvenus à un âge peu avancé, ils offrent en général les dehors de la vieillesse : leurs articulations se raidissent de bonne heure ; leurs mains, dures et calleuses, ne sont plus aussi flexibles ; inclinés sans cesse pour travailler la terre, pour soulever des fardeaux, les muscles sacro-lombaires ne se rétractent plus qu'incomplètement ; le tronc, entraîné en avant par la fréquente flexion des muscles du dos, se courbe et ne se redresse que très-difficilement. Cette inclinaison explique suffisamment la plupart des affections thoraciques (asthmes, catarrhes chroniques, etc.), auxquelles succombent très-fréquemment ceux qui arrivent à un âge un peu avancé.

Telles sont les conditions dans lesquelles s'accomplit le plus ordinairement la vie des habitants du canton de Rabastens à la ville et à la campagne. Quelques détails manquent encore : il faut ajouter ici certains renseignements sur leur logement et sur la manière dont ils se vêtissent.

(1) Voyez *Agricult. du départ. du Tarn*, ouvrage déjà cité, p. 219.

Logement. — La population riche, les propriétaires et quelques débitants aisés occupent presque tous des maisons saines, spacieuses et le plus ordinairement placées dans les quartiers extérieurs de la ville ; mais les classes ouvrières sont généralement mal logées, reléguées dans des rues étroites et humides. Elles habitent des réduits gothiquement construits, incommodes, et très-froids en hiver. Le rez-de-chaussée est presque toujours moins élevé que la voie publique. Le plafond est toujours trop bas ; un escalier obscur et tortueux conduit à un premier étage irrégulier, dont les fenêtres trop petites ne donnent qu'une insuffisante quantité de lumière. Des familles entières sont blotties dans une seule chambre trop exiguë et trop resserrée. Cette agglomération n'est pas moins nuisible à la santé qu'à la morale des gens pauvres. Qu'on se figure, en effet, une chambre de quelques mètres carrés, servant à la fois d'atelier, de cuisine, de salle à manger, de buanderie, de dortoir, etc. Quel miasme dangereux, quelle odeur nauséabonde, quel mauvais air que cet air confiné dans cet étroit logement ! Qu'on se représente, pendant la nuit, ces grabats rapprochés, où reposent les enfants à côté des adultes, les jeunes filles à côté des jeunes garçons. Peut-on espérer que la pudeur résiste longtemps à ce contact et que les mœurs ne souffrent pas de cette déplorable promiscuité ? — Le tableau s'assombrit encore lorsque la maladie ou les infirmités viennent augmenter le désordre et la malpropreté de ces lieux. Le zèle du médecin le mieux intentionné succombe devant l'impossibilité de faire exécuter les plus simples prescriptions de l'art de guérir ; et si la mort vient visiter ces tristes demeures, le spectacle qu'elles présentent dépasse alors tout ce que

l'imagination peut rêver de plus lugubre et de plus
affreux. Le cadavre, sur lequel retombent les blafardes
lueurs de la lampe à trois becs, se trouve forcément
exposé à côté du foyer domestique, à côté de la table
à manger, à côté du lit où l'on dort.

Dans les campagnes, les logements ne sont pas moins
exigus : sans doute, le cultivateur aisé est solidement
abrité contre l'inclémence des saisons ; mais le travailleur
à gages, le bordier, le maître-valet sont confinés dans
des espaces toujours trop étroits. Leurs chaumières sont
généralement construites en pisé ou en tuile crue ; toujours humides, parce qu'elles sont assises sur une terre
qu'infiltrent facilement les eaux pluviales. Dans la plaine,
elles ne sont jamais exhaussées au-dessus du sol, comme
cela devrait être ; dans le côteau, elles reposent vicieusement à mi-penchant de la colline, et si vous entrez
dans ces barraques, vous bronchez aux inégalités du sol,
toujours mal carrelé et toujours sali par les ordures apportées du dehors ou de l'étable. La chambre principale,
celle où se réunit la famille aux heures du repas et de la
veillée, où couchent les vieux parents, reçoit la lumière
par une fenêtre petite et toujours unique, pratiquée du
même côté que la porte. En hiver, un mauvais châssis
de papier, une claie en osiers ou un vieux linge mal
tendu empêchent tant bien que mal l'air extérieur d'arriver par cette fenêtre. La cheminée, large et profonde,
ne resserre pas assez la colonne d'air, et la fumée reflue
sur les côtés et remplit tout l'appartement. Le plancher,
élevé tout au plus de 2 mètres, est formé par des plan-
ches mal jointes, qui n'interceptent nullement la chute
de l'air que laissent passer les fissures de la toiture. Un
thermomètre et un hygromètre, placés dans ces demeu-

res ouvertes à tous les vents, suivraient les moindres variations de l'atmosphère. Les propriétaires de certaines fermes abjurent tout sentiment d'humanité et de charité chrétienne, en ajournant sans cesse la modique dépense que nécessiteraient l'achat d'une croisée vitrée et l'appropriation convenable du plancher sous-jacent à la toiture. Ils laissent ainsi leurs gens exposés à des fluxions de poitrine, à des bronchites et à bien d'autres maladies inflammatoires, qui semblent se reproduire plus fréquemment dans quelques métairies mal closes et mal protégées contre les vents septentrionaux. Dans un livre, écrit pour enseigner, soulager et consoler le peuple des campagnes (1), on trouve d'excellents conseils qui se rapportent à notre sujet : « Lorsque vous contruisez une » maison, il faudrait autant que possible tourner vers » l'est, qui est la plus saine de toutes les expositions, » la chambre que vous vous proposez d'habiter, et pla- » cer les bâtiments d'exploitation, vacheries, bergeries, » toits à porcs, sur le derrière ou sur les côtés. Les » murs intérieurs des logements, des greniers et des éta- » bles, devraient être tous les ans lavés à l'eau de chaux ; » le plancher de la chambre à coucher, un peu exhaussé » et carrelé sur un lit battu de mâchefer ou de gravier ; » le plafond, le plus élevé possible ; les fenêtres larges, » ouvertes dès le matin et donnant passage au soleil » levant ; l'alcove, dégagée de ces rideaux de serge » épaisse, qui, d'ordinaire, l'enveloppent et l'obscur- » cissent. »

Dans nos contrées, on voit presque toutes les habitations de la campagne tournées vers le midi : cette expo-

(1) *Entretiens du village*, par Cormenin, page 181.

sition leur procure tous les inconvénients du vent d'autan et de l'excessive chaleur de la canicule, et facilite singulièrement le dégagement des exhalaisons pestilentielles des engrais que l'on a la mauvaise habitude de préparer en toute saison sous le seuil de la porte d'entrée. En effet, c'est devant la maison même, et à la distance de quelques mètres, que l'on voit une marre d'eau, puante et verdâtre, réservée pour l'usage des ruminants; et le trou au fumier, où viennent pourrir et fermenter les eaux ménagères, les excréments des animaux, et les débris de paille et de légumes de toute espèce. Toutes ces exhalaisons méphitiques sont chassées et portées par le moindre vent à travers la porte et les fenêtres de l'habitation, où elle sont respirées à pleine poitrine par les hommes, les femmes et les enfants. C'est au nord et derrière la maison que doit se faire la préparation des engrais; mais peu importe à l'agronome de demeurer exposé à tant de germes de maladies, pourvu qu'il obtienne en un an la quantité de fumier nécessaire pour la fertilisation de ses terres.

Habillement. — Les vicissitudes des saisons, dit Hippocrate, engendrent beaucoup de maladies; le vêtement est destiné à combattre la cause de ces maux, car il est le correctif de l'atmosphère : il circonscrit autour du corps une couche d'air chaud, qui forme en quelque sorte un climat particulier pour chaque individu. L'habillement des gens de la campagne est très-simple : la laine de leurs troupeaux, convertie sur les lieux en étoffes grossières, les couvre pendant l'hiver, et le chanvre qu'ils ont cultivé est employé pour faire le linge de corps et les tissus dont ils se vêtissent pendant la belle saison. Toutes ces étoffes sont grossières, d'une texture

peu serrée ; mais l'homme des champs s'endurcit à l'inclémence du ciel ; car, par une fatale conséquence des inégalités de l'ordre social, ceux qui sont le plus en butte aux
rigueurs des saisons sont aussi les plus dénués de moyens
de protection vestimentaire. Si le citadin se surcharge le
corps d'habits étroits et gênants, le paysan, pauvre hère
que la civilisation dédaigne, jouit en retour de la précieuse liberté de tous ses mouvements dans ses vêtements
amplement taillés. Les larges bords de son chapeau garan-
tissent sa tête de la pluie, du soleil et des grands vents. Un
pantalon médiocrement large, une veste ronde, toujours
très-ample, ayant deux larges poches et ne dépassant
jamais la hanche ; par-dessous un gilet, dont l'étoffe varie
selon la saison, couvrent son corps et ses membres. En
hiver, ses pieds sont préservés de l'humidité froide du sol
par des sabots. Cette précieuse chaussure, que l'on ne saurait trop recommander, même aux gens riches, leur permet de marcher sur les terres les plus détrempées. Le
bois, comme mauvais conducteur du calorique, a l'avantage de conserver celui que le pied lui transmet, et de
contribuer à l'isoler de toute humidité. Cependant, on
a pu remarquer que, depuis quelques années, l'habitant des campagnes, pour peu qu'il soit aisé, est devenu
un peu plus soucieux de sa toilette ; le dimanche, il
dépose ses sabots pour prendre une chaussure plus légère,
plus élégante, mais perméable et dans laquelle il s'en-
rhume facilement. Ce jour-là, on voit aussi la *ratine* et
les *draps de Castres* remplacer la toile et la serge de ses
aïeux.

Les étoffes d'un certain luxe se montrent à la ville
dans les jours de fête. Les jeunes filles d'aujourd'hui,
mieux apprises que leur mère, ont contracté des habitu-

des d'arrangement et de propreté. « Or, la propreté, dit
» M. Cormenin, amène le goût, et le goût l'envie de
» se mieux vêtir : un vêtement plus élégant rapproche
» les classes laborieuses des classes oisives, et c'est un
» pas de plus vers l'égalité des conditions. A mesure que
» la civilisation descend plus avant dans les masses, il
» se fait de nouveaux appels à l'industrie et au com-
» merce des villes ; l'argent circule davantage, le bien-
» être se répand de proche en proche, et tout le monde
» y gagne. »

C'est ainsi que les étoffes de coton, qui parent si bien
la jeunesse et la beauté, et qui sont aujourd'hui mises à
la portée de toutes les fortunes, ont donné du conforta-
ble et de l'élégance à la toilette de nos jeunes villageoi-
ses. Leur mise est ordinairement décente et assez bien
entendue, au moins sous le point de vue de l'hygiène
privée. Leurs robes sont amples, assez montantes, et ne
serrent la taille qu'au niveau des fausses côtes, disposition
vestimentaire qui les préserve des étouffements et des
arrêts de la digestion auxquels sont exposées les femmes
du monde qui souffrent, pâlissent et suffoquent quotidiennement dans ces ridicules prisons de baleine qu'on
appelle *corset*. Une modification économique et convenable, sous beaucoup d'autres rapports, s'est introduite
depuis quelques années dans la coiffure des jeunes filles
de nos contrées. Elles ont adopté, au moins pour les
jours de travail, le mouchoir pour coiffure habituelle ;
elles savent le nouer artistement, elles relèvent leurs
cheveux, sans serrer la tête aussi fortement qu'elles le
faisaient avec les anciennes coiffes à coulisse. Le diman-
che, un bonnet de tulle ou de mousseline, dont la forme
varie selon les caprices de la mode, leur constitue à peu de

frais un ornement aussi simple que gracieux. Les femmes un peu plus âgées, celles surtout qui s'occupent des travaux agricoles, ont adopté un chapeau de paille, qui les préserve à merveille de la pluie et du soleil, et qui leur fournit une coiffure de négligé qui n'est pas trop disgracieuse.

La manière dont on habille les enfants est moins absurde qu'elle ne l'était à des époques peu éloignées de nous. J'ai vu encore quelques femmes de la campagne garrotter leur nourrisson dans un maillot fortement serré. Ce supplice de l'immobilité absolue, que ne supporterait pas un adulte, détermine des excoriations à la peau des membres et des inflexions vicieuses du système osseux. On doit se borner à envelopper les nouveaux-nés dans des linges moelleux, doublés par une couverture que l'on replie et que l'on attache mollement avec de larges rubans, de manière à laisser au thorax sa liberté d'ampliation, et aux membres inférieurs une suffisante sphère d'agitation. « La coiffure d'un enfant qui vient de naître » doit être un bonnet de toile, recouvert d'un autre de » mousseline. Si la saison est froide, on peut ajouter un » petit carré de flanelle sur la région de la fontenelle » antérieure (1). »

Mais, dès qu'il fait chaud, et que l'enfant approche l'âge d'un an, il faut le laisser tous les jours quelques heures tête nue ; plus tard, l'habituer à sortir sans coiffure. « Il faut que l'enfant de quatre ans puisse, » excepté par la pluie et par un soleil ardent, aller nu-» tête ; par tous les temps et dans tous les cas, la coiffure

(1) Michel-Lévi. — *Hygiène publique et privée*, tome 1er.

9

» la plus légère sera la meilleure (1). » Tant que dure le développement et l'activité incessante de la première jeunesse, il faut des vêtements amples et faciles, et surtout de l'exercice en plein air. Il faut un usage alternatif de l'air libre et de l'air confiné, des étoffes moelleuses et dépourvues d'aspérités, point de flanelle. Du reste, toute l'hygiène de nos premières années se résume en un seul précepte : *tenir les extrémités chaudes et la tête fraîche.* A ce titre, il faut encore recommander les sabots pour les enfants. Cette chaussure, en fatiguant un peu le système tendineux et ligamenteux de la voûte plantaire, force les extrémités inférieures à plus d'exercice et en favorise ainsi le développement.

On ne doit pas bercer les nouveaux-nés pour les endormir : cette pratique routinière est bien répandue dans nos campagnes ; elle détermine souvent des vomissements, des étouffements et des mouvements convulsifs. Le sommeil, chez les enfants, résulte de l'harmonie de toutes les fonctions, que les mères obtiendront, si elles se hâtent de les exposer à l'air et au soleil, et de leur donner chaque jour, suivant l'expression d'Huffeland, un bain d'air vivifiant. Le docteur Donné, auquel les mères sont redevables d'excellents conseils, veut que, dès l'âge de huit ou quinze jours, les enfants soient sortis et exposés à l'air extérieur au plus beau moment de la journée (2) ; et, quand ils seront familiarisés avec le contact de l'atmosphère, ils acquerront cette carnation rouge et halée, mille fois préférable à la pâleur des enfants étio-

---

(1) Durand Fardel. — *Hygiène des Enfants*, dans le *Constitutionnel* de 1847, N° 365.

(2) *De l'Education physique des Enfants du premier âge*, page 184.

lés par un excès de précautions prises en serre-chaude.
Il faut savoir, toutefois, que les nouveaux-nés perdent
promptement leur chaleur, et se laissent pénétrer par le
froid sans témoigner aucune souffrance. Ce n'est qu'à
deux ans qu'ils s'en plaignent avec des pleurs. Aussi, par
une température trop rigoureuse, on s'abstiendra de les
produire à l'air, quelqu'épais que soit leur habillement.
Une fois en état de s'agiter par l'exercice spontané, ils
peuvent lutter contre le froid et s'aguerrir facilement
contre les intempéries de l'hiver.

CHAPITRE VIII.

FORTUNE GÉNÉRALE DU CANTON.

Les doctrines d'un ancien ministre de la monarchie ont reçu, dans le canton de Rabastens, une application pleine et entière : l'impôt y rapporte tout ce qu'il peut rapporter. Tandis que, pour tout le département du Tarn, la moyenne de l'impôt *territorial* n'est, par individu, que de 4 fr. 68 c., elle s'élève, pour nous, à 6 fr. 38 c., en *principal* seulement. Les centimes additionnels extraordinaires ou facultatifs ont doublé le fardeau des communes. Leur revenu cadastral pour toutes les propriétés bâties ou non bâties est de 680,229 fr. ; le chiffre total de l'impôt foncier étant de 103,242 fr., la proportion est :: 1 : 6. Elle se soutient à peu près la même dans toute l'échelle de l'impôt territorial : elle est d'un dixième, lorsqu'on compare le revenu moyen avec l'impôt principal et additionnel d'un hectare de terre. Une telle proportion exprime pour nos cultivateurs une charge beaucoup trop considérable, leur revenu réel se trouvant encore amoindri par une multitude d'autres impôts directs ou indirects. La personnelle et la mobilière, l'impôt des portes et des fenêtres, celui des prestations en nature, etc., concourent dans nos pays purement agricoles à aggraver considérablement la gêne des petits propriétaires.

S'ils n'ont d'autres ressources que les produits de leurs champs, si aucune industrie ne leur vient en aide pour soutenir leur famille, ils gémissent sous le poids des tailles, ils ne peuvent avancer à la terre les capitaux nécessaires à sa culture, et leur vie s'écoule sans qu'ils puissent obtenir cette modeste aisance, qui fait le bonheur et qui assure l'indépendance des bons citoyens.

La loi du 24 avril 1844 a fait peser sur le travail de notre population laborieuse une charge au-dessus de ses forces. 426 patentables donnent au fisc une somme de 6,584 fr. 66 c. ; c'est faire payer bien cher, au travail, la protection sociale qu'il reçoit du gouvernement. Sans doute, nous sommes astreints à nous acquitter fidèlement envers l'Etat des sacrifices qu'exige l'intérêt général ; mais c'est avec énergie que les contribuables doivent être protégés contre toute interprétation trop fiscale de la loi. Notre constitution protége également nos industries et nos propriétés, qui ne sont elles-mêmes que l'expression du travail accompli ou de l'épargne réalisée. Aussi l'impôt doit-il être *proportionné* à ce qu'on gagne ou à ce qu'on possède, suivant une proportion fixe et constante pour tous, sans acception de riche ou de pauvre. Voilà les droits justes et sacrés que nous avons conquis par la révolution de 1789. La loi sur les patentes restera mauvaise et injuste, tant que la répartition ne sera pas basée exactement sur ce que gagne chaque travailleur, tant qu'elle aura pour résultat de surcharger les petites industries au bénéfice des grands commerçants ; enfin tant que, par un privilége incompatible avec les principes républicains, les professions libérales seront affranchies de toute imposition, pour laisser une plus lourde charge peser sur les arts manuels.

Voici un tableau où sont résumées toutes les contributions directes du canton de Rabastens.

COMMUNES.	Contribution foncière.	Personnelle et mobilière.	Portes et fenêtres.	Patentes.	Prestation en nature.	TOTAUX.
	fr. c.	fr. c.	fr. c.	fr. c.	fr. c	fr. c.
Rabastens..	59,590 88	13,132 57	6,878 63	5,530 85	5,208 60	90,241 53
Coufouleux	14,053 60	1,634 21	589 62	209 69	1,827 00	18,314 12
Grazac.....	12,815 15	1,337 75	484 98	327 81	1,489 50	16,455 19
Loupiac....	4,923 05	511 53	205 77	154 94	415 50	6,210 79
Mézens.....	4,151 05	782 83	339 25	168 67	582 50	6,024 30
Roquemaure	7,709 25	835 95	313 79	192 70	812 25	9,863 94
Totaux..	103,242 98	18,134 84	8,812 04	6,584 66	10,335 35	147,109 87

Telles sont les charges imposées à la propriété dans
notre canton ; elles n'ont pu cependant l'empêcher de se
fractionner considérablement et d'acquérir une valeur
vénale excessivement élevée. Celle-ci varie à l'infini selon
les localités et selon les caprices du vendeur et de l'ache-
teur. Il eût été impossible de la prendre pour base dans
la sous-répartition de la contribution foncière. Généralement, dans notre département, la valeur des terres corres-
pond au revenu imposable multiplié par 30 ; dans le
canton de Rabastens, on est obligé d'élever le chiffre
multiplicateur jusqu'à 34, pour arriver à la moyenne la
plus vraie du prix ordinaire d'un hectare de terre. On
peut dire que 100 fr. de taxe foncière représentent à
peu près une valeur de 20,000 fr.

La superficie du sol imposé s'élève à 15,307 hectares

carrés, et cette surface est inégalement répartie entre 3,191 propriétaires; la quantité possédée par chacun d'eux varie à l'infini, et sur le rôle de la contribution foncière les petites cotes sont les plus nombreuses. Sous le régime un peu oligarchique qui a duré dix-huit ans en France, sans empêcher la fortune publique de s'élever jusqu'à des limites encore inconnues, le sens de l'impôt était soigneusement recherché dans tous les cantons; nous ne comptions alors, malgré la richesse de notre contrée, que 120 censitaires à 200 fr., et les inscriptions sur les listes électorales des communes au minimum de 23 fr. s'élevaient à 753 pour les six communes du canton.

Toutes ces considérations sont mises en évidence dans le tableau qui suit.

COMMUNES.	Hectares de sol imposés y compris la superficie des propriétés bâties.	Individus possédant.	Impôt moyen par individu.	Revenu cadastral moyen par hectare.	Impôt moyen par hectare.		Rapport du revenu imposable à la contribution totale par hectare.	Valeur moyenne par hectare.
					En principal seulement.	Avec les centimes additionnels.		
			fr. c.	fr. c.	fr. c.	fr. c.	fr. c.	fr. c.
RABASTENS...	6407	1709	9 21	46 18	4 27	7 81	25 92	1,569 44
COUFOULEUX.	2603	445	11 23	28 26	2 61	4 89	31 37	950 84
GRAZAC.....	3141	327	12 14	23 56	2 18	3 90	26 93	801 04
LOUPIAC....	1043	195	12 93	27 26	2 52	4 51	13 59	926 84
MÉZENS.....	515	245	8 84	36 78	3 40	5 84	39 68	1,250 51
ROQUEMAURE	1550	270	12 07	26 32	2 43	4 70	20 16	894 88

La sous-répartition de l'impôt a été faite dans notre département avec une exactitude, qui honore l'administration des finances et la vigilance des conseils d'arrondis-

sement ; la lecture attentive de l'excellent travail de
M. Thoumini, inspecteur des contributions indirectes, ne
laisse aucun doute à cet égard (1). Pour les six communes
de notre canton, les inégalités qui peuvent exister dans
l'alligrement cadastral ont été équilibrées exactement par
le *centime-le-franc* attribué à chaque commune. Peut-être
pourrait-on faire quelque réclamation en faveur de la
commune de Loupiac ; et si la moyenne de l'impôt territorial par individu est moindre pour les habitants de
Mézens, cette inégalité s'explique par l'exiguité de la
superficie de cette commune, qui est telle que les propriétés, quelque petites qu'elles soient, empiètent sur le
territoire des communes voisines ; ce qui grossit la fortune des habitants, sans augmenter les chiffres du rôle de
ce bourg, qui passe pour l'un des plus riches du canton.

Nos terres sont partout cultivables et peuvent fournir
en abondance les matières les plus indispensables aux
besoins fondamentaux de l'espèce humaine. Tous les ans,
le commerce exporte le superflu de nos céréales. Cependant la viande et le pain de froment ne sont pas d'un
usage quotidien pour nos travailleurs, parce que le taux
actuel de la journée de travail demeure insuffisant et ne
saurait être élevé sans entraîner la ruine des propriétaires. Il y a là un problème à résoudre. Sans avoir foi
dans les théories novatrices des socialistes, qui disent
avoir découvert le remède propre à guérir la société du
fléau du paupérisme, nous attendons beaucoup de nos
nouvelles institutions politiques, et nous espérons qu'elles

(1) Voyez *Résumé des opérations faites pour la sous-répart. de l'impôt*,
par M. Thoumini, inspecteur des contrib. directes. Albi 1843. — Broch.
grand in 4°, p. 71.

protégeront l'industrie agricole plus que ne le faisait le
gouvernement déchu. Notre pays est fertile sans doute ;
mais le sol ne rapporte pas tout ce qu'il pourrait rapporter. Augmentez les produits, et la consommation s'accroî-
tra. Que nos gouvernants diminuent nos impôts, et bientôt
le numéraire circulera, et l'aisance pénétrera dans toutes
les classes de la société. Qu'ils favorisent l'agriculture.
Que des banques spéciales fournissent aux cultivateurs
des capitaux à courte échéance et au taux de 3 p. %.
Que les jachères disparaissent complètement ; en un mot
que notre terre produise tout ce qu'elle peut produire.
Ne visez pas à élever le prix des denrées et des animaux,
trouvez-leur des débouchés faciles, et cherchez à multiplier les espèces et à augmenter la quantité des productions. Il y a à peine quelques années, les céréales, devenues plus rares par une succession de mauvaises récoltes,
s'étaient soutenues à un prix très-élevé ; aussi la misère
publique avait rapidement gagné du terrain, et l'administration départementale dut se préoccuper des souffrances des classes qui ne vivent que du salaire de
chaque jour.

On ne trouve pas dans nos campagnes cette misère
corrosive qui se propage dans les grands centres de population, ce dénûment pris en habitude par quelques fainéants de la ville ; mais il n'en est pas moins vrai que nos
cultivateurs souffrent sans bruit et sans se plaindre.
Les valets des fermes sont mal nourris et fournissent,
au moins en été, quinze ou seize heures de travail effec-
tif. Au chef-lieu du canton, un bureau de bienfaisance
dont les secours sont immenses, un hôpital bien tenu, les
sociétés de secours réciproques, les aumônes considérables de quelques familles charitables, riches et chrétien-

nes, viennent en aide à toutes les infortunes; mais dans les communes rurales, rien de tout cela n'existe. Depuis plus de cinquante ans, l'intention de la loi de l'an V, institutive d'un bureau de bienfaisance dans toutes les communes de France, est demeurée une lettre morte pour nos campagnes. Chez nous, rien n'est moins bien établi que l'égalité de la misère devant la loi. Un hasard aveugle préside au soulagement des misérables. Les nécessiteux ne reçoivent de secours alimentaires et des remèdes en temps de maladie, que lorsqu'ils habitent en deçà de tel ruisseau ou de telle rivière, c'est-à-dire, dans les limites administratives de la commune de Rabastens. Dans les autres communes du canton, ils sont abandonnés à la charité des curés desservants, dont les revenus peu considérables ne peuvent leur permettre qu'une assistance insuffisante. Que des fonds spéciaux soient faits par les communes rurales et les mettent en communication avec notre bureau de bienfaisance, dont les secours pourront alors rayonner jusqu'aux limites extrêmes du canton. Qu'un chapitre du budget leur assure un certain nombre de lits dans notre hôpital, qui dès-lors deviendrait un *hôpital cantonnal* et l'asile réel des invalides de l'agriculture.

A la ville, trois cents familles, formant une population de 800 personnes, sont inscrites sur les registres du bureau de bienfaisance. Ce personnel se compose de quelques ouvriers sans travail, de gens peu intelligents nés dans la misère et élevés dans l'imprévoyance, des pauvres et des mendiants qu'attirent, dans nos murs, les aumônes que quelques familles riches font à jour fixe devant leur maison. Nulle part la charité n'est pratiquée aussi généralement et aussi généreusement qu'à Rabas-

tens ; mais , nulle part aussi, elle ne se fait avec moins
de discernement. Tous les genres de malheurs et d'infirmités doivent être secourus ; mais, en les soulageant ,
il faut les prévenir. Le secours qui fait des paresseux
et des indigents n'est pas un bien ; c'est , au contraire ,
un mal. L'aumône que ne relève point le travail a
pour effet, comme la taxe des pauvres en Angleterre,
de multiplier les pauvres et de rendre les secours insuffisants, en les divisant à l'infini. Les secours distribués
à jour fixe devant la porte des maisons offrent tous ces
inconvénients. Ce mode d'assistance, contraire du reste
au caractère d'humilité que doit avoir la charité chrétienne, n'est qu'un encouragement à la mendicité qu'il
importerait d'éteindre. C'est un obstacle permanent à une
juste et équitable répartition de l'aumône. Au milieu de
deux cents pauvres, qui courent à ces distributions périodiques, on n'ose pas refuser à celui qui n'est réduit à
mendier que parce que la paresse l'empêche de faire un
bon emploi de son temps ; d'ailleurs , le pauvre le plus
hardi est celui qui obtient le plus. L'aumône ne doit
être faite qu'avec connaissance de cause. *Beatus qui in-
telligit super egenum et pauperem* (Ps. 28). Les personnes charitables devraient s'éclairer des conseils de
MM. les curés et surtout des religieuses, qui desservent le
bureau de bienfaisance et qui pénètrent fréquemment
dans ces réduits où les vieillards sont délaissés, et où les
petits enfants pleurent de faim et de froid. « La charité
» sans discernement n'est qu'une mauvaise action , et le
» bien qu'on fait par orgueil ou par respect humain ,
» sans savoir où il tombe, ni ce qu'il produit, ressemble
» au froment qu'on sèmerait en détournant la tête sur
» un rocher aride et nu , qui se dessèche dans la soli-

» tude et qui ne sert pas même de pâture aux petits
» oiseaux (1). »

Au bureau de bienfaisance est jointe une maison d'asile
pour les orphelines, qui, sans avoir des revenus spéciaux,
est entretenue par la libéralité de quelques personnes charitables. Il est fâcheux de rencontrer dans cet établissement
quelques petites filles qui ont père et mère. Leurs bien-
faiteurs devraient considérer qu'en séparant ainsi ces enfants du foyer domestique, on détruit pour eux toute
espèce de liens de famille, c'est-à-dire l'instinct d'amour
et de protection du côté du père et de la mère, et les
sentiments d'amitié, de respect et de reconnaissance du
côté des enfants.

Un *hôpital*, qui existe depuis plusieurs siècles dans
notre ville (2), assure aux malheureux de notre commune

(1) De Cormenin, *Entretiens du Village*, p. 209.

(2) Je dois à l'obligeance de notre excellent compatriote, M. Boussac,
archiviste à la préfecture du Tarn, des renseignements peu connus sur
l'hôpital de Rabastens. — L'époque précise de la fondation de cette maison serait un problème difficile à résoudre. On sait seulement, qu'anciennement, elle était placée sous l'invocation de saint Jacques, et que
des titres et des actes prouvent que, primitivement, elle était située *au
château, entre le quai et la place du Plo*. Ce ne fut qu'en 1744 qu'elle
fut transférée au *Grand-Faubourg*, où elle existe aujourd'hui. La cha-
pelle fut construite quelques années plus tard par les libéralités de M. Mon-
tresse. Le plus ancien registre de délibérations que possède cet établissement commence au 16 février 1756. A cette époque, il était régi par des
statuts particuliers donnés en 1689 par l'évêque d'Albi, et par la *déclara-
tion* du roi, en date du 12 septembre 1698. Le bureau de l'hôpital faisait
des distributions aux pauvres de la ville, au moyen de quêtes faites par
les directeurs et par les dames de miséricorde; il faisait nourrir les enfants naturels, il recevait les malades pour être soignés et médicamentés,
et il admettait également les incurables dans une même salle, au rez-de-
chaussée, réunissant ensemble les pauvres de l'un et de l'autre sexe. En
1756, on obvia à ce grave inconvénient en faisant construire un étage

un asile contre les maladies et les infirmités de la vieillesse. Il est bien bâti et situé dans une position agréable et saine. Il réunirait toutes les commodités nécessaires aux établissements de ce genre, si la maison possédait une source ou une prise d'eau qui pût rendre le service facile et alimenter quelques cabinets de bains. Une vaste cour, un potager échelonné en terrasses sur la berge du Tarn, des salles spacieuses, un matériel toujours brillant de propreté, etc., rendent cet établissement parfaitement approprié à sa destination.

Les vieillards infirmes y sont bien nourris, les malades y sont traités avec cette sollicitude que commandent la religion et l'humanité. Un conseil d'administration, plein de zèle et de vues philanthropiques, s'occupe constamment du soin d'améliorer cet asile de la douleur. Des religieuses de l'ordre de Nevers, dignes émules des filles de saint Vincent-de-Paul, font régner dans la maison un ordre et une propreté sans égale. Les pauvres de l'un et de l'autre sexe y sont reçus dans deux salles distinctes, contenant chacune dix-huit lits dont douze sont occupés par des vieillards infirmes, et six réservés pour les indigents affectés de maladies intercurrentes. Elles occupent un corps de bâtiment nouvellement construit et qui n'offre d'autre disposition vicieuse que celle qui a été prise dans

supérieur, qui permît d'avoir deux salles distinctes. Plusieurs autres améliorations furent successivement introduites dans le régime de cette maison. En 1786, le service intérieur fut confié aux sœurs de Nevers, que la pratique des vertus les plus touchantes recommandait déjà à la vénération publique. — En 1790, les revenus de cet établissement étaient de 8,514 fr., plus les produits des métairies de *Montpellegry* et de *Vertus*, et une rente de 18 *sétiers de blé*, prise sur la dîme du prieuré de Rabastens.

la construction des latrines. Celles-ci sont adossées à la maison du côté du midi, et elles ont pour déversoir un large aqueduc ouvert au sud-est, sur la rive du Tarn. Le vent d'autan ne peut souffler sans s'engouffrer dans cet égoût et sans faire refluer les miasmes et les mauvaises odeurs jusque dans les appartements les plus reculés de l'établissement. Il y a là une amélioration à effectuer, une cause d'insalubrité à détruire.

Les indigents de Rabastens ne consentent que très-difficilement à entrer à l'hôpital lorsqu'ils sont malades. Les places d'invalides, qui y sont réservées pour quelques vieillards, sont très-recherchées ; mais les pauvres atteints d'une maladie aiguë préfèrent mourir misérablement sur leur grabat que de se faire transporter à l'hôpital où les soins les plus empressés leur seraient prodigués. Il n'en est pas ainsi des secours que distribue le bureau de bienfaisance : une population considérable accourt aux distributions qui se font dans cet établissement. Nul ne paraît rougir en recevant sa part de charité officielle. Il faut dire que les listes auraient besoin d'être restreintes et que plusieurs personnes y figurent, quoique nanties d'un bulletin d'imposition , attestant qu'elles ne sont pas absolument dépourvues de toute ressource. S'il est des secours dont l'abus soit à redouter, des secours extrêmement difficiles à distribuer dans l'intérêt de la société, ce sont, sans contredit, les secours à domicile. Toutes les fois qu'on en augmente la quantité, on augmente indéfiniment le nombre de ceux qui prétendent à les recevoir. Si l'on jette un coup-d'œil sur les registres de notre dispensaire, on verra que les deux tiers des personnes dont on y trouve le nom s'y sont fait inscrire depuis dix ou douze ans , sont venues des communes voisines, et n'ont été attirées à Rabastens que par la renommée des grandes aumônes de notre cité. Il en est, d'ailleurs, qui se disent pauvres pour être assistés. Celui qui aurait travaillé et qui aurait épargné pour acheter du pain ou un habit, dissipe son épargne et vient insolemment réclamer nourriture et vêtement. Craignez donc l'abus des secours à domicile. Que les indigents soient divisés en deux classes : les uns devraient être asssistés en tout temps et en toute saison, et les autres ne devraient être secourus qu'après huit jours de maladie. Cette mesure produirait une économie considérable, parce que les indispositions de santé sont beaucoup plus fréquentes que les maladies de long cours. Qu'on favorise, qu'on facilite les admissions à l'hôpital, que tout concoure à concentrer les secours du dispensaire sur un petit nombre de gens réellement nécessiteux, ils seront dès-lors moins disséminés et plus efficaces. Quelques économistes ont pensé qu'en séparant le pauvre de sa famille, on en détruirait les liens, et ils ont donné la préférence aux secours à domicile. Des considérations d'un autre genre militent contre cette opinion. Les mauvaises conditions de logement, de nourriture, de vêtement, de literie, etc., prolongent les maladies et occasionnent la mort de celui qui aurait pu guérir à l'hôpital. Que peuvent les ressources de l'art chez des individus logés dans un rez-de-chaussée humide ou dans un grenier ouvert à tous les vents?

Société de secours réciproques. — Les secours qui soulagent le plus efficacement le pauvre, qui allégent le mieux sa misère en lui donnant des habitudes d'ordre, d'économie et de prévoyance, sont bien certainement ceux qu'il peut trouver dans les sociétés de secours mutuels, surtout quand ces sociétés sont bien organisées.

Les hommes de bon sens rempliront une sainte mission
en utilisant partout l'esprit d'association pour multiplier
les sociétés de prévoyance, les caisses d'épargne, les
comptoirs d'escompte, les sociétés de prêt, etc. Le sort
des classes laborieuses serait mille fois mieux amélioré par
tous ces moyens d'assistance que par les systèmes impossibles des socialistes, dont la France n'a fait que de trop
malheureux essais. Les sociétés d'épargne viennent au
secours, non-seulement de la population que le besoin
arcèle le plus vivement, mais encore de celle qui, sans être
inscrite sur les listes du bureau de bienfaisance, n'en est
pas moins dénuée de toute ressource au moindre chômage. Elles ont pour fin obligée de fournir un secours
efficace à l'homme indigent, tout en améliorant ses mœurs
et en relevant sa dignité d'homme.

Rabastens compte cinq sociétés de secours réciproques,
quatre pour les hommes et une pour les femmes. Depuis
longtemps, notre population a compris toutes les ressources que ces sociétés offrent en temps de maladie :
subvention hebdomadaire payée en argent, frais de fu-
nérailles, des veilleurs, etc. Elle trouve tout dans ces
corporations, dont les secours se prolongent tant que
dure la convalescence, parce qu'elles ont en vue, non la
douleur, mais l'incapacité de travail. Une pensée chrétienne présida d'abord à leur installation dans notre ville.
Elles sont toutes placées sous la protection d'un des saints
les plus en honneur dans la localité. Par là, elles semblent se rattacher au culte religieux, c'est-à-dire, à quelque chose de durable, qui leur donne un caractère de
stabilité qui manque bien souvent aux institutions humaines, lorsqu'elles n'ont pour mobile qu'un intérêt de
circonstance.

Dans la société des femmes, la cotisation annuelle et le secours hebdomadaire sont extrêmement modiques, parce que la femme de l'ouvrier ne peut réaliser que de bien faibles épargnes, comme aussi son travail ne procure qu'un bien faible produit pour la famille. Cette société, établie depuis huit ans, compte 197 membres, dont 270 ont eu occasion d'être secourus. En moyenne, les journées de maladie ont été jusqu'ici de 1136 par an. — Les quatre sociétés pour homme comptent en tout 649 sociétaires. La coécation et le secours hebdomadaire ne sont pas égaux pour chacune d'elles. Pour toutes, il devrait être d'un franc par jour : au dessous de ce taux l'assistance devient illusoire. La cotisation pourrait être diminuée et le secours porté pour tous à un franc par jour ; chaque sociétaire pourrait même prétendre à une petite retraite, lorsqu'arriveraient les infirmités de la vieillesse, si les quatre sociétés étaient réunies en une seule. Ce qui a fait jusqu'ici la prospérité de nos sociétés de secours réciproques, ce sont les membres honoraires, c'est-à-dire, les personnes riches inscrites sur le tableau et payant la cotisation sans jamais accepter le secours. Les sociétaires sont généralement âgés de plus de trente ans ; ils sont bien peu nombreux ceux qui n'ont pas atteint cet âge , et cela se conçoit aisément : jusqu'à cette époque de la vie, l'homme ne prévoit pas l'avenir et ne se tourmente pas des maladies qui peuvent le frapper. — Après la trentième année de la vie humaine, la durée et la fréquence des maladies deviennent plus grandes chez l'homme en suivant la proportion croissante des lois de la mortalité ; la mort étant précédée le plus souvent d'un état de maladie dont elle est la suite ou l'effet, il est évident, selon l'expression de M. Villermé, que l'âge où l'on meurt le

plus est aussi celui où l'on est le plus souvent malade.
Des recherches faites en Angleterre par Ch. Oliphant, et
en France par M. Debouteville, pour les caisses de prévoyance, ont confirmé cette induction théorique. En effet,
on trouve que, dans tous les groupes d'ouvriers associés
pour leur mutuelle assistance, les journées de maladie
s'élèvent annuellement dans la proportion suivante :

Sur 100 ouvriers âgés de 31 à 35 ans, on compte 8 journées de maladie.

36 – 40	9,5
41 – 45	10,7
46 – 50	12,2
51 – 55	14,5
56 – 60	18,3
61 – 65	28,7
66 – 70	69,8

Dans nos pays agricoles et pour nos sociétés, qui comptent un très-grand nombre de membres honoraires, la
proportion est moins considérable. Après avoir pris connaissance de la situation de chacune d'elles en particulier,
on verra que, dans l'ensemble, la moyenne des journées
de maladie ne dépasse pas six pour chaque associé. D'où
il résulterait qu'en prélevant le salaire de six journées, on
pourrait leur payer, en cas de maladie, une rétribution
égale au taux ordinaire de leur travail. Dans l'espèce, un
franc par jour devrait être considéré comme le chiffre
normal du salaire et du secours accordé, en compensation,
à celui qui est empêché de travailler. Pour plus de
sûreté, on pourrait fixer la cotisation de chaque partici-
pant à sept journées de salaire, c'est-à-dire à sept francs,
afin de subvenir aux besoins des invalides et de constituer
un fonds de réserve. Peut-être serait-il bon, pour déjouer
les ruses de la paresse, de ne pas compter les quatre

premiers jours de maladie. L'association ne devrait admet
tre que les individus âgés de moins de 35 ans, vaccinés
et non atteints d'une maladie chronique. Quoi qu'il en soit,
si nos quatre sociétés étaient concentrées en une seule
caisse de secours, pour constituer *une association générale
de secours mutuels, en cas de maladie, infirmités ou vieillesse,* le secours pourrait être augmenté, l'avenir de
l'association assuré, et peut-être avec le temps la coécation
pourrait-elle être diminuée considérablement. Le droit
d'entrée devrait être supprimé : il exclut les plus pauvres,
il effraie les plus avares, et d'ailleurs il y a tout à gagner
dans l'accroissement des récipiendaires.

CHAPITRE IX

MALADIES PROPRES AU CANTON.

Des rapports obscurs de causalité et d'effet existent entre le climat d'une localité et les états morbides qui y sont le plus habituellement observés. Après avoir fait connaître les conditions météorologiques de notre contrée, les mœurs, les travaux et le genre d'alimentation de ses habitants, il nous reste à dire quelques mots sur leurs maladies, en les énumérant dans l'ordre de fréquence, qui leur est imprimé par les saisons de l'année ; nous aurons ainsi décrit les *constitutions médicales* propres au canton : ce qui doit être considéré comme l'intention principale de ce travail.

Les diverses générations médicales qui se sont succédé depuis Hippocrate se sont vivement préoccupées des causes générales des maladies : elles ont cherché à pénétrer la connexité mystérieuse, qui existe entre elles et les variations de l'atmosphère. Or, ce n'est point dans la constitution actuelle des saisons, qu'il faut rechercher les causes des maladies régnantes. Elles remontent quelquefois à des révolutions météorologiques accomplies depuis longtemps; elles peuvent dépendre des qualités fugitives de l'air et elles se dérobent bien souvent aux yeux du médecin le plus attentif. Sydenham, qui s'était si fort tourmenté pour arriver à la solution de ce problème, nous a enseigné qu'il est des *constitutions médicales*, qui ne viennent, ni du chaud, ni du froid, ni du sec, ni de l'humide, mais d'une altération insaisissable et incompréhensible.

Cependant, les diverses températures de l'année produisent des mutations réelles sur le corps de l'homme observées et signalées par tous les physiologistes. Le père de la médecine a non-seulement indiqué ces changements appréciables sur l'homme en état de santé, mais il a fait remarquer une prédominance marquée de certaines maladies, qui se reproduisent toujours sous l'influence des mêmes conditions thermométriques et hygrométriques. A chaque saison correspondent des maladies différentes : c'est ainsi que, pour nos climats tempérés, les congestions sanguines et les maladies inflammatoires prédominent en hiver, tandis qu'en été, le médecin ne rencontre que des affections bilieuses associées avec un élément périodique dont nous expliquerons bientôt et l'origine et les effets.

Vers la fin de novembre, les catarrhes bronchiques et quelques pneumonies sont les affections les plus ordinaires ; mais elles ne sont pas encore franchement inflammatoires : elles conservent quelque chose du principe bilieux propre aux maladies de la saison précédente. Les émissions sanguines ne doivent leur être opposées qu'avec la plus grande réserve. Si le médecin croit devoir recourir aux saignées générales, il ne doit agir qu'avec la plus grande circonspection. C'est encore dans cette saison que se manifeste le plus ordinairement la fièvre typhoïde. Cette maladie, dans ces dernières années, a fait de nombreuses victimes. Elle m'avait, dès le début de ma pratique, paru très-rare dans notre canton ; mais depuis 1846, elle a contribué à augmenter la mortalité, sans avoir pris toutefois le caractère épidémique. Elle est peu grave pour les enfants, mais pour les adultes elle est bien souvent mortelle. Aucune médication n'a paru être réellement efficace. On peut dire que, pour cette affreuse maladie, l'art est en défaut plutôt que le médecin. Aussi l'expectation est sans contredit la méthode la plus appropriée aux indications vagues et indécises de la fièvre typhoïde.

Quand les grands froids d'hiver se font sentir, on observe des esquinancies très-aiguës, des méningites franchement inflammatoires, des hépatisations profondes du poumon. A la ville ces maladies sont moins graves qu'à la campagne : le passage du chaud au froid est moins fréquemment répété pour l'ouvrier citadin que pour l'homme des champs. A la ville d'ailleurs, les secours sont plus prompts et l'issue en est moins souvent funeste.

Vers l'équinoxe du printemps, au moment où s'ouvrent les travaux de la campagne, où se font sentir ces désagréables rafales du vent d'ouest, qui nous glacent et nous pénètrent malgré les vêtements les plus chauds, alors la constitution ne manque jamais de devenir catarrhale. Ce sont des otites, des ophthalmies, des toux sèches symptomatiques d'une irritation des dernières ramifications bronchiques ; chez les enfants des angines, et chez les vieillards des accidents asthmatiques. Mais bientôt les premiers beaux jours du mois de mai réchauffent l'atmosphère et impriment au fluide sanguin un mouvement d'expansion, qui retentit vers la périphérie : des maladies éruptives, des épidémies d'oreillons, des rhumatismes, des lombagos, des douleurs sciatiques, et chez les jeunes sujets des irritations simples des ganglions sous-maxillaires, servent de transition entre les maladies d'hiver et les maladies d'été.

Toutes ces affections offrent chez un grand nombre de personnes un fonds lymphatique ou même scrophuleux. Cette disposition est principalement observée dans les années où l'hiver a été pluvieux et où la température du printemps a persisté longtemps froide et humide. Les femmes et les enfants y sont plus enclins que les sujets du sexe masculin. La diathèse scrophuleuse se transmet presque toujours par voie d'hérédité; elle est très-répandue dans la ville, moins commune à la campagne; elle est même assez rare dans le pays de côteau. Il semblerait que les scrophules étaient autrefois plus graves qu'elles ne le sont aujourd'hui. Les améliorations successives que la civilisation a amenées dans la nourriture, le logement et le vêtement du peuple, ont produit cet heureux résultat. Sans parler de la vente des biens nationaux, qui ont rendu la propriété accessible à un plus grand nombre, le fractionnement de plusieurs grandes fermes vendues au détail a donné plus d'aisance à la population toute entière. Le nombre des petits propriétaires s'est accru considérablement. Les souffrances journalières de la classe laborieuse sont aujourd'hui moins graves, et de ces avantages matériels est résultée l'amélioration de l'espèce. Ce n'est que très-exceptionnellement que nous voyons aujourd'hui ces dévastations scrophuleuses qui, dans certaines contrées encore pauvres et peu civilisées, attaquent le système osseux ou tégumentaire. Les caries, les tumeurs blanches, le rachitisme confirmé, les ulcères sordides ou rongeants, le lupus, etc., sont très-rares à Rabastens; mais on y voit en toute saison quelques ophthalmies lymphatiques, quelques engorgements des ganglions sous-maxillaires, et, chez les enfants du premier âge, des gourmes, qui se traduisent sous la forme d'un *eczéma impétiginodes*, à la face ou au cuir chevelu.

Fièvres intermittentes. — Il est une autre maladie qui semble dominer à elle seule toute la pathologie du canton de Rabastens : c'est la fièvre intermittente, avec les innombrables affections qui en dérivent, ou qui empruntent plus ou moins de sa forme et de sa marche. L'intermittence, ou tout au moins la périodicité, constitue dans notre pays un élément toujours en présence du praticien de la campagne. Toutes nos maladies ont une tendance à prendre dans leur phénoménisation, un rhythme périodique. Les habitants des communes rurales y sont plus exposés que ceux de la ville. Ils sont désolés par les fièvres d'accès; en automne, plusieurs sont détournés des travaux de l'agriculture par cette cachexie spéciale que déterminent les fièvres longtemps prolongées, et que nos cultivateurs appellent *lou gastomen*. Dans la plaine comme dans le pays de côteau, ces maladies sont endémiques depuis le commencement de mai jusqu'à la fin de novembre. Dans la ville, et surtout chez les ouvriers sédentaires, qui habitent les rues les plus étroites et les plus humides, la fièvre intermittente ne se montre que très-rarement ; mais, dans les faubourgs, elle est assez commune, soit parce que dans ces quartiers les maisons s'étendent jusque dans la campagne et se trouvent ainsi exposées aux effluves des champs, soit parce qu'elles sont presque toutes habitées par des journaliers occupés aux travaux de la terre.

Causes. — La fièvre intermittente est généralement

regardée comme étant le résultat des émanations marécageuses. « De toutes les influences morbifiques, disent
» les auteurs du *Compendium de médecine*, qui agissent
» dans la production des fièvres d'accès, la moins dou-
» teuse est celle exercée par les marais. » Or, des marais, il n'en existe pas dans nos contrées. La fièvre
intermittente sévit sur les quatre ou cinq départements
qui forment le bassin sous-pyrénéen, et, dans toute
cette vaste étendue de pays, on ne rencontre pas un
seul marais, un seul étang. Quelques ruisseaux vaseux
vers certains points très-déprimés de la plaine, mais
n'occupant que des surfaces tellement minimes, qu'il
serait absurde de rapporter un effet quelconque à leur
évaporation, il faut donc chercher ailleurs que dans les
effluves marécageuses la cause de nos fièvres intermittentes.

Cette cause, on la trouve dans les émanations de notre
sol.

Les émanations de la terre produisent la fièvre intermittente lorsqu'elle est de nature argileuse, lorsqu'elle est
cultivée, lorsqu'elle est exposée à être alternativement
humide et desséchée.

Linnée avait déjà entrevu les rapports de coïncidence
des fièvres d'accès avec le caractère argileux du sol.
Dans la campagne romaine, connue par son mauvais air,
que les Italiens ont appelé indifféremment *aria cattiva*
ou *malaria*, une couche d'argile se trouve superposée
à un terrain volcanique tout-à-fait imperméable. La
Bresse, la Sologne, la plaine du Forez, rendues célè-
bres par les beaux travaux de Montfalcon et par l'excellent traité du docteur Nepples, ont un sol argileux. Dans
les pays calcaires, la culture ne paraît point donner

lieu à des effluves aussi malfaisantes. Il faut que la décomposition des débris végétaux, qui se reproduit sans
cesse dans les terres cultivées, se fasse dans un bain d'argile, pour que, *chimiquement*, les émanations gazeuses
qui en résultent puissent réellement nuire à la santé
des hommes. Dans le département de la Charente-Infé-
rieure, les fièvres intermittentes cessent partout où le
calcaire remplace accidentellement l'argile, pour reparaî-
tre là où l'argile reparaît (1). M. Boudin a constaté par
lui-même, en Grèce, en Algérie et en France, dans le
département des Bouches-du-Rhône, que les localités,
dans lesquelles il a pu observer la fièvre intermittente,
se distinguent toutes par le caractère argileux du sol. Il
nous apprend même, qu'en Ecosse, on est parvenu à
assainir les environs de Perth, ainsi qu'à y diminuer le
nombre et la gravité des fièvres intermittentes, en répan-
dant une couche de chaux et de décombres de vieux
édifices sur les champs argileux (2).

L'argile domine dans toute la vallée du Tarn. Ces couches horizontalement stratifiées, que nous voyons brusquement coupées sur les berges de cette rivière, ne sont
que des bancs argilo-marneux qui s'étendent dans toute
la plaine et se relèvent d'une manière plus ou moins
abrupte pour former la crête de nos côteaux. Dans le
canton de Rabastens, l'argile pure apparaît à la surface
des deux tiers de son étendue. Elle s'est intimement mélangée avec des détritus organiques de toute espèce pour
constituer la terre labourable. Toutes nos terres, péné-

(1) Voyez Michel-Lévi, *Hygiène publique et privée*, t. Ier, p. 463.
(2) *Essai de Géographie médicale*, par Boudin, broch. de 104 pages,
p. 38.

trées par les engrais et les débris des végétaux morts sur place, fermentent à l'air libre et fournissent des émanations morbifiques différentes, je crois, des émanations marécageuses, et qu'il faut, pour les distinguer, appeler *émanations telluriques.*

Les fièvres intermittentes, entretenues par les émanations telluriques des pays argileux, sont moins graves que celles des contrées marécageuses. La physionomie et la marche de la maladie n'est pas la même, parce que la substance productive de la fièvre est moins vénéneuse lorsqu'elle se dégage du sein des terres cultivées que lorsqu'elle s'élève au-dessus des étangs et des marais. Le climat, d'ailleurs, établit des différences considérables dans les symptômes de la maladie. Les fièvres de la Bresse et de la Brenne, dont M. Nepples nous a tracé un portrait si saisissant, diffèrent absolument des affections terribles observées dans les marais Pontins ; elles diffèrent aussi de celles que produisent les marais dans lesquels il y a mélange d'eau douce et d'eau salée. Celles des marais de Rochefort, dit Montfalcon (1), ne ressemblent pas du tout à celles de la plaine du Forez. L'intermittence se retrouve toujours et partout comme le caractère fondamental de l'infection miasmatique ; mais les réactions sympathiques sur les viscères de l'abdomen ou sur les centres nerveux s'adoucissent ou s'aggravent selon que la dose du poison est plus ou moins forte, selon que le miasme est plus ou moins condensé, plus ou moins pénétrant. Le miasme tellurique est bien de la même nature que celui des marais, mais il est moins subtil et moins vénéneux ; aussi son action est moins meurtrière pour

(1) *Histoire médicale des marais*. par Montfalcon, voy. p. 72.

l'organisme de l'homme. Il y a donc entre les fièvres de nos pays cultivés et celles des contrées marécageuses, une différence du moins au plus.

Les émanations de la terre en culture ne sont pas des êtres fantastiques, des entités imaginaires ; elles existent réellement ; elles échappent aux recherches des chimistes, mais elles se révèlent par leurs effets sur la santé des hommes. L'arôme de certaines fleurs demeure insaisissable à tous les moyens d'analyse et n'en détermine pas moins les effets les plus extraordinaires sur notre système nerveux.

Toutefois, bien qu'il soit impossible de déterminer rigoureusement la nature et le principe quintescentiel des gaz vénéneux qui s'élèvent à la surface de la terre exposée à l'évaporation, on peut induire que le carbone, dans des combinaisons encore inconnues, joue le principal rôle pour produire l'agent mystérieux de la périodicité. Lorsque, dans une bouteille remplie d'air, on chauffe sur un bain de sable des terreaux argileux ou de l'argile pure pénétrée avec de la sciure de bois et légèrement humectée, une bougie allumée plongée dans cette atmosphère ne tarde pas à s'éteindre. L'air a disparu et a été remplacé par de l'acide carbonique en volume égal à celui de l'oxygène déplacé. — Si, dans un ballon de verre, on chauffe des terreaux pris dans un champ argileux et nouvellement défriché, et si à ce ballon on adapte un long tube effilé à son extrémité, on obtiendra à cette extrémité un courant de gaz inflammable, qui ne peut être que du gaz hydrogène carboné. Le jet de gaz ne sera pas constamment inflammable, mais de temps en temps une bougie allumée déterminera, à l'extrémité, l'apparition d'une flamme bleue.

Ces expériences demandent à être répétées. Il faut surtout en apprécier la véritable signification, et ne pas se
laisser entraîner par une induction trop intéressante.
L'idée m'en a été suggérée par les considérations ingé-
nieuses du professeur Liébie sur les lois de la fermentation (1); car c'est en fermentant au sein de la terre, que
les détritus organiques se décomposent et répandent dans
l'atmosphère des effluves morbifiques.

La fermentation, que ce savant chimiste assimile à une
sorte de combustion lente, n'est autre chose qu'une série
de transformations et de modifications éprouvées par les
atomes organiques, mis en contact avec l'oxygène de
l'air. Celui-ci, dans toute espèce de combustion, se com-
bine avec le carbone du combustible et détermine en
quantité des combinaisons gazeuses plus ou moins car-
bonées.

Lorsqu'on défriche des terres que parait naguère
une multitude de végétaux, lorsqu'on facilite l'accès de
l'air sur un sol riche en détritus de plantes ligneuses ou
herbacées, tous ces débris organiques se décomposent,
leurs éléments tendent à se combiner avec l'oxygène, et,
en peu d'années, le sol lui-même n'offre plus aucune
trace de ces détritus ; ils ont été dévorés par une sorte
de combustion lente. Lorsque les forêts de la Germanie
furent défrichées, leur sol ne devait être qu'un terrain
imprégné de détritus organiques. Peu à peu, tous ces
produits de la vie des végétaux ont disparu en venant à
la surface se décomposer au contact de l'oxygène de l'air.
Cette opération de chimie naturelle se reproduit dans
toutes les terres en culture. Elle s'effectue sur une large

(1) *Lettres sur la Chimie*, par Liébie, page 186.

échelle dans le défrichement des prairies artificielles et des légumineuses fourragères que les modernes agriculteurs enfouissent comme engrais. L'histoire nous apprend que les Européens, transportés en Amérique ou dans d'autres contrées pour y fonder des colonies agricoles, ont été souvent décimés par des fièvres meurtrières en défrichant des terres boisées et humides. Dans toutes les terres fortement imprégnées de débris de plantes, il se fait une décomposition à la surface, décomposition qui met à nu le carbone des végétaux et absorbe l'oxygène de l'air. De là, ces émanations gazeuses ou aériformes, qui se mélangent avec notre atmosphère, que nous absorbons dès-lors dans l'acte de la respiration et qui produisent sur notre organisme des effets si incompréhensibles.

Ces décompositions gazeuses des végétaux privés de la vie, cette combustion lente des détritus organiques mélangés avec la terre ne sauraient se produire sur les surfaces incultes. Dans les forêts vierges, dans les prairies séculaires, l'eau du ciel glisse sur le gazon, lave la surface du sol et s'épanche rapidement vers les pentes les plus déclives. Dans les terres cultivées, au contraire, les eaux pluviales sont retenues dans l'interstice du sol travaillé et déchiré. Elles y favorisent la fermentation des matières organiques. Nous croyons que la fièvre intermittente n'a jamais été observée dans l'intérieur des terres dépourvues de marais avant leur mise en culture.

L'antique Latium, avec ses cinquante-trois peuples, qui résistèrent si longtemps aux armes des soldats romains, l'*agro romano* qu'embellissaient les villas de Lucullus et d'Apius, n'est plus aujourd'hui qu'un pays dépeuplé par les fièvres pernicieuses, infecté d'une *malaria* tout-à-fait incompatible avec l'existence d'aucune population. Dans cette contrée, jadis si peuplée, on ne trouve aujourd'hui que quelques aubergistes et quelques tribus nomades. Comment expliquer cette singulière anomalie, qui nous montre un grand nombre de ruines et les traces d'une population nombreuse, aux lieux qui sont maintenant les plus déserts et les plus exposés à la maligne influence de l'air infecté ? Ce n'est pas, comme le prétend M. Dureau de la Malle, parce que les anciens peuples étaient accoutumés avec certaines précautions hygiéniques et connaissaient certains remèdes consacrés par l'expérience (1). Cette explication est insuffisante : quelques précautions que l'on prenne dans un pays profondément infecté, l'homme y respire un mauvais air, il ne peut en respirer d'autre, et tôt ou tard, à un degré plus ou moins prononcé, il en ressentira l'influence toxique. La *malaria* s'est développée dans la campagne de Rome à mesure que l'agriculture y a fait des progrès. Les fièvres ont envahi ce malheureux pays avec d'autant plus d'intensité, que l'*agro romano* constitue une plaine ondulée, formée par de petites éminences et par des bas-fonds occupés par des bassins d'eau stagnante sans déversoir possible. Toujours est-il que, si les fièvres pernicieuses qui désolent aujourd'hui ces contrées eussent existé dans les temps les plus reculés, les premiers hommes qui se seraient établis sur la péninsule italienne eussent été décimés, et Rome ne fût jamais devenue la maîtresse du monde.

Les premiers colons grecs, qui s'installèrent dans le Latium, ne le trouvèrent pas cultivé : des gazons séculaires, des arbres de haute futaie couvraient la surface

(1) Voyez *Economie politique des Romains*, par Dureau de la Malle, tome 1er, page 30.

du sol. Varron dit que, dès l'origine du monde latin, ce pays ne devait être qu'une immense forêt. Ces routes en bois, *pontes longi*, que l'on retrouve encore aux environs de Rome, témoignent de l'abondance de la végétation ligneuse dans ces anciennes contrées. Les colons grecs furent donc forcés, en s'établissant, d'abattre les grands arbres pour cultiver les versants des monticules, et, dès-lors, deux effets durent se produire. Les marais ne furent plus abrités par l'ombre des hautes futaies, et leur évaporation dut être d'autant plus abondante ; le sol, imprégné de substances végétales, fut remué, la croûte en fut retournée et exposée à l'action des rayons solaires ; et, dès-lors, il y eut fermentation, combustion lente de tous les débris organiques, et cet effet fut appréciable avec les premiers progrès de l'agriculture. Le *mauvais air* se fit sentir dès le commencement de la prospérité romaine. Selon le récit de Tite-Live, Rome était déjà très-malsaine vers le quatrième siècle de son existence. Les pestes, c'est-à-dire les années de grande mortalité, commençaient alors à être excessivement rapprochées les unes des autres. A cette époque, les Romains rendaient un culte particulier à la déesse Fièvre. Plus tard, Galien nous a appris (1) que la fièvre double-tierce était endémique dans la ville des Césars, et après la chute du paganisme, des autels s'élevèrent encore sous l'invocation de *Notre-Dame-de-la-Fièvre*.

Le curage des rivières vaseuses, la construction des canaux, le nivellement des terrains pour l'installation des grandes routes, toutes les opérations industrielles,

(1) Comment. **II**, livre 1er.

qui forcent l'homme à remuer un sol humide et couvert
de détritus organiques, favorisent le développement des
effluves nuisibles à la santé. La décomposition chimique
des matières végétales ne s'effectue complètement, dans
les terres remuées et exposées au contact de l'air, que
sous la condition d'un certain degré d'humidité. Cette
décomposition se fait au fur et à mesure de l'évaporation, et les miasmes ont, pour véhicule obligé, la vapeur
d'eau, qui s'élève à la surface de la terre et s'épanche
dans l'atmosphère. Tant que durent les brouillards et les
pluies d'hiver, l'air est saturé d'humidité, et les fièvres
intermittentes ne se montrent que très-rarement, parce
qu'alors il ne peut y avoir évaporation ; mais lorsque la
saison des pluies est passée, l'air devient plus sec et la
terre rend à l'atmosphère l'humidité qu'elle en avait
reçue. Dès le mois de mai, commence à la surface du
sol cette grande évaporation qui absorbe et emporte avec
elle les diverses productions gazeuses que produit la fermentation de l'humus végétal, et qui constituent les
émanations morbifiques des pays argileux. Tout ce qui
peut augmenter momentanément cette évaporation, augmente aussi le nombre des malades. C'est ainsi qu'en
été, lorsque les terres sont très-sèches, s'il survient
une pluie d'orage, on remarque une augmentation
considérable dans le nombre des malades. Le colonel
de la Marmora avait observé, dans les marennes de
la Sardaigne, que la première eau de pluie, qui tombe
après les longues sécheresses d'été, est toujours excessivement dangereuse pour les hommes et pour les
animaux.

La chaleur, qui hâte toutes les décompositions putrides, ajoute beaucoup à l'énergie des émanations telluri-

ques. La science n'a pas encore indiqué le degré de chaleur nécessaire à la production de miasmes morbifiques. Il est permis de penser qu'une certaine température moyenne, et peut-être une certaine différence d'état hygrométrique entre l'air et le sol, sont indispensables pour qu'il y ait évaporation et fermentation putride à la surface des terres cultivées. Il semble qu'avec une température peu élevée les miasmes perdent de leur puissance. Il est rare que les médecins de nos contrées aient à enregistrer de nouveaux cas de maladies périodiques, lorsque le thermomètre se tient au-dessous de 10 à 12 + °. En 1846, après un été des plus chauds, la sècheresse et le règne des fièvres intermittentes s'étaient soutenus jusqu'au 15 octobre; dans cette première quinzaine du mois, le thermomètre avait oscillé entre 11 et 15 + °. Tout-à-coup la température s'abaissa, nous eûmes quelques jours de pluie abondante coïncidant avec les débordements de la Loire; mais ce dérangement du temps ne fut que momentané : presque aussitôt les nuages se dissipèrent, le ciel devint clair, l'évaporation dut alors s'effectuer abondamment à la surface du sol. Toutefois, le thermomètre ne put remonter au-dessus de 10 + °, et les fièvres intermittentes cessèrent tout-à-coup : elles furent brusquement remplacées par une épidémie d'érysipèles et par quelques fièvres typhoïdes. Il est évident qu'en cette occasion l'endémie tellurique a été arrêtée par l'abaissement de la température. — Pendant deux années de suite, en 1846 et en 1847, le mois de février a été exempt de pluie, de brouillards et de gelées. Après une station du vent du nord, le beau temps fut continué par une alternance de l'*autan* et du *solaire*. Le thermomètre se maintint entre 6 et 12 + °. Les terres étaient

sèches, et cependant les fièvres intermittentes ne se
montrèrent pas. Peut-être alors l'air était-il encore trop
chargé de vapeurs aqueuses, pour que l'humidité du sol
pût s'élever et disséminer les miasmes.

Voilà des faits à la recherche desquels ne se sont pas
appliqués les étiologistes modernes : ils ont cependant
leur signification. Déterminer rigoureusement les conditions thermométriques et hygrométriques des pays
ravagés par les affections périodiques, serait un sujet
digne des prix que proposent les sociétés savantes.
L'on sait d'une manière générale que la chaleur atmosphérique favorise le développement de ces maladies, et
cependant la température peut s'abaisser de quelques
degrés au plus fort de la canicule et coïncider précisément avec une recrudescence générale de fièvres intermittentes. En août 1845, quoique l'été fût très-chaud,
les fièvres intermittentes n'avaient pas encore atteint un
grand nombre de personnes, ni dans la plaine, ni dans
le pays de côteau ; la température s'abaissa subitement,
des orages violents fondirent sur les départements voisins, et n'eurent d'autre résultat sur le nôtre que de
refroidir l'atmosphère et de nous forcer à reprendre momentanément les habits d'hiver. La température moyenne
de tout ce mois ne dépassa pas 20 + ° (elle est ordinairement de 24 + °) ; les terres étaient sèches, les agriculteurs invoquaient la pluie. Dans ces circonstances,
les accès intermittents se multiplièrent rapidement dans
toute la contrée. En peu de jours, presque toutes les
habitations du côteau furent visitées par les fièvres tierces, et celles de la plaine par les fièvres quotidiennes et
par les rémittentes continues.

Combien de recherches restent à faire dans ce nouveau

champ d'observation. Tout doit être pris en considération, et la saison régnante, et les saisons antérieures. Il
faut tenir compte de la nature, de l'exposition et de
l'inclinaison du sol. Dans le canton de Rabastens, si la
sècheresse de l'été est longue et la chaleur soutenue, les
invasions sont fréquentes dans la plaine ; dans les années
où les pluies d'orage viennent de temps en temps humec-
ter le sol et rafraîchir l'atmosphère, elles sont principalement observées dans le pays de côteau.

L'air atmosphérique, lorsqu'il est mélangé avec des principes carboniques, est plus lourd que l'air parfaitement
oxygéné. Aussi, les miasmes telluriques séjournent-ils
longtemps dans les couches les plus basses de l'atmosphère.
Dans les côteaux largement ouverts et exposés au nord,
l'influence des émanations qui s'élèvent au-dessus des terres argileuses est moins désastreuse que dans les bas-fonds
bien abrités. On conçoit, dès-lors, que le jeu des vents,
à travers les accidents d'un pays, influe réellement sur
la manifestation des maladies endémiques. Chez nous, la
plaine se trouve protégée par un côteau très-élevé ; elle
est basse par rapport au reste du pays et très-humide en
certains endroits. Les effluves qui s'en élèvent exercent
sur l'économie une action plus noscive que sur le sommet des côteaux. La commune de Coufouleux est la plus
désavantageusement placée sous ce rapport. Le pays est
plat, avec des dépressions sans écoulement possible ; les
eaux sont mal aménagées : la nappe d'eau, qui s'écoule
entre le sous-sol imperméable et la couche arable, y
entretient une richesse d'humidité et d'évaporation iné-
puisable (*Voir plus haut*). Cette couche arable, formée de sables et de galets roulés, mélangés d'un alluvion
plus ou moins argileux, s'humecte et s'échauffe rapide-

ment selon les variations de la saison. (1). Elle s'im-
bibe d'eau en hiver, et quand viennent les chaleurs de
l'été, elle se dessèche à la surface sans que l'évaporation
puisse jamais cesser, à raison de la nappe d'eau qui la
baigne au-dessous. Aussi, dans cette commune, l'endémie commence plutôt et finit plus tard. Une large tranchée, creusée *vers le niveau le plus déclif du sous-sol*, et
dirigée vers la rivière avec une pente suffisante, assai-
nirait ce pays et protégerait les terres contre les inondations, qui se reproduisent fréquemment, et qui empor-
tent quelquefois plus du sixième des récoltes (2).

(1) Les expériences de M. de Gasparin ont prouvé que la faculté de
retenir le calorique est, dans les terres, en rapport direct avec la pesan-
teur spécifique et avec la grosseur de leurs particules.

(2) En 1845, le conseil municipal de cette commune provoqua une
enquête sur le vicieux aménagement des eaux dans la *plaine basse*.
M. l'agent-voyer de notre arrondissement fut mandé officiellement : il
visita les lieux, il étudia le principal cours d'eau appelé la *Chaudronne*,
et reconnut qu'il y avait insuffisance de pente et d'encaissement; il pensa
que le trop plein, en se déversant dans la plaine, dans ces petits bassins
connus sous le nom de *sagnes*, devait y entretenir ces eaux croupissantes
qu'on y voit en toute saison; il ouvrit l'avis de diriger toutes les eaux vers
une tranchée, qu'il proposait de creuser perpendiculairement à la rivière
du Tarn.

A cette occasion, une lettre fut adressée à M. le maire de Coufouleux.
Voici un fragment de cette lettre :

. . . .
. . . . « Le projet de M. l'agent-voyer aurait, pour résul-
» tat certain, de protéger les terres voisines contre les inondations trop
» fréquentes, qui font perdre bien souvent aux habitants de cette loca-
» lité un sixième de leur récolte; mais cette réparation obviera-t-elle à
» l'insalubrité de l'air, à la cause qui entretient dans la plaine basse une
» endémie incessante de fièvres intermittentes ? Ce n'est pas à espérer.
» D'autres causes favorisent le développement de ces maladies. Et s'il est
» incontestable que le mauvais aménagement des eaux dans la *Chau-*

Le *rouissage du chanvre* peut-il être considéré comme capable de produire la fièvre intermittente ? Malgré l'autorité de Montfalcon, cela ne paraît pas probable, au moins dans la basse vallée du Tarn : la culture de cette plante est loin d'y être générale ; c'est à peine si, dans chaque ferme, quelques ares de terre lui sont consacrés. Le rouissage commence en septembre ; cette opération a pour but de dissoudre la résine et les sucs glutineux destinés à tenir réunis les filaments qui constituent l'écorce, c'est-à-dire la filasse, la partie textile, et à les séparer ainsi de la chenevotte ou de la portion ligneuse de la plante. Ce travail consiste en une macération longtemps prolongée dans des mares d'eau que les propriétaires forment en établissant des barrages sur le cours des ruisseaux, ou dans des fosses d'un mètre à peu près de profondeur, qu'ils creusent le long des petits cours d'eau, et vers lesquelles ils dirigent une rigole. Ces fosses sont ordinairement petites et peu nombreuses dans nos campa-

» *dronne* expose presque tous les ans les agriculteurs à des pertes consi-
» dérables, les *sagnes*, à leur tour, mériteraient de fixer l'attention
» de l'administration sous le point de vue de la salubrité publique.
    » Sans nier qu'à certaines époques de l'année les *sagnes* reçoivent
» l'excédant des eaux de la *Chaudronne*, on doit observer que les eaux
» stagnantes qui leur appartiennent sont entretenues par une nappe
» d'eau que l'on rencontre dans toute la plaine basse, et qui s'infiltre
» entre la terre labourable et la marne sous-jacente, dure, imperméable
» et probablement inclinée de manière à ramener les eaux vers l'accotte-
» ment de la plaine haute. — Le niveau du canal que propose M. l'agent-
» voyer permettra-t-il de recevoir les eaux qui croupissent dans les
» *sagnes* ? Quelle profondeur faut-il donner à cette tranchée pour qu'elle
» puisse épuiser cette nappe d'eau qui entretient l'humidité du sol ? Il y
» a donc là quelques études à faire ; et ne considérant la question que
» par rapport à la salubrité du pays, on doit reconnaître que les tra-
» vaux qui sont en projet demeureraient insuffisants, etc., etc..... »

gnes. Aussi l'expérience n'a-t-elle pu rien apprendre sur
la nature plus ou moins malfaisante de leur évaporation. Nul doute que ces fosses ne puissent être considérées comme de petits marais d'une existence passagère.
Il y a là des eaux stagnantes et des matières végétales
en putréfaction, et cependant les personnes qui habitent
dans le voisinage des routoirs ne sont pas plus souvent
malades que celles dont l'habitation s'en trouve éloignée ;
et les ouvriers employés à l'opération du rouissage ne
contractent d'habitude aucune maladie qui soit particulière à ce genre de travail. Si ce n'était chose ordinaire
dans nos contrées que l'occasion de vérifier ce fait, il
eût suffi de rappeler les belles expériences de Parent-
Duchâtelet, qui, depuis longtemps, ne permettent plus
de supposer que la mise du chanvre en macération puisse
avoir des effets fâcheux sur la santé des hommes (1).
Tous les médecins de notre contrée ont pu constater la
parfaite innocuité de la tisane de graines ou de feuilles
de chanvre, l'un des remèdes les plus populaires contre les vers intestinaux. MM. les vétérinaires de notre
arrondissement disent n'avoir jamais vu d'animaux malades pour avoir bu l'eau des routoirs. En ce qui con-
cerne la fièvre intermittente, nous ferons observer que
les dix douzièmes de nos fièvres endémiques ont débuté
bien avant le mois de septembre, et se sont déclarées
par conséquent avant la saison du rouissage.

L'apparition des maladies périodiques, dans les contrées
sous-pyrénéennes, coïncide tous les ans, avec le dégage-

(1) Voyez Annales d'Hygiène publique et de Médecine légale, t. VII.
(1832.)

ment des particules putrides, qui se forment au sein de l'humus végétal et qui, sous l'influence des premières chaleurs, s'élèvent suspendues dans la vapeur d'eau. Leur existence est un fait avéré, et si des résultats pathologiques ont mis hors de doute la réalité des miasmes marécageux, l'action noscive des émanations telluriques est tous les ans démontrée par l'invasion d'une endémie, qui commence et qui finit avec la saison de leur dégagement. Elles s'insinuent dans notre organisme par les voies respiratoires. Leur action est celle d'un poison. On doit voir en elles un gaz vénéneux, qui pénètre dans nos poumons et qui y vient, au moment de l'hématose, vicier le sang et modifier sa composition chimique, comme le font les mollécules de plomb chez les ouvriers employés à la fabrication du blanc de céruse, et celles du mercure, chez toutes les personnes qui vivent dans les ateliers, où l'on emploie ce métal.

Cette viciation éprouvée par le fluide nourricier de l'homme au moment de l'absorption du miasme tellurique n'est pas encore appréciable par les réactifs chimiques. Rien ne peut d'abord faire comprendre qu'il y a eu infection miasmatique ; mais le sang n'en est pas moins dévié de sa composition normale ; ses éléments constitutifs ne seront plus désormais les mêmes, et si rien ne vient modifier cette impulsion acquise par une première absorption, l'altération devient de plus en plus profonde ; elle est évidente chez les personnes désolées depuis longtemps par les accès de fièvre. La couleur jaune de la peau, la bouffissure du visage, l'œdème des malléoles témoignent que la partie séreuse du sang s'est accrue, et prédomine aux dépens de la quantité normale de la portion fibrineuse. MM. Léonard et Foley, médecins de l'armée d'Afrique ont constaté un certain changement dans la proportion de l'albumine ou des sels qui la tiennent en dissolution dans le sérum. En définitive, les effets de l'infection sont de rendre chez l'homme le sang aqueux, de déterminer chez lui un état d'*hydroémie*. De là, la stase du sang veineux dans les grosses veines et principalement dans la rate. Son gonflement, qui est l'effet et non la cause de la fièvre, a porté les gens de la campagne à la désigner souvent comme *le nid de la fièvre*.

Cette viciation du sang que déterminent toujours, à un degré plus ou moins prononcé, les fièvres intermittentes longtemps prolongées, constitue-t-elle une immunité assurée contre la phthisie pulmonaire? Voilà bientôt dix ans, que cette question est pendante au tribunal de la science. En 1840, M. Boudin, l'un de nos médecins militaires les plus érudits, annonça qu'il existait un antagonisme constant entre la tuberculisation des poumons et la *cachexie* que produisent les fièvres d'accès. Des statistiques contradictoires ont été publiées par les fauteurs et par les adversaires de cette théorie. Dans le canton de Rabastens, la phthisie est plus fréquente à la ville qu'à la campagne. Des études commencées en 1846 (1) m'avaient fait supposer que la diathèse tuberculeuse se montrait très-rarement dans notre population; mais les observations du lendemain sont venues renverser celles de la veille. Si les recherches ne sont continuées pendant plusieurs années, les chiffres que fournit la statistique ne sont que des illusions qui éblouissent plutôt qu'ils n'é-

(1) Voyez *Journal de Médecine* de M. Trousseau. 1846. Tome IV, page 301.

clairent. Le tableau qui suit comprend une période de dix ans (1839 à 1848). Il indique le nombre des poitrinaires morts à la ville et dans les communes rurales.

ANNÉES.	RABASTENS.		COUFOULEUX.	GRAZAC.	LOUPIAC.	MÉZENS.	ROQUEMAURE.	TOTAUX.
	Ville.	Banlieue.						
1839	10	2	1	1	»	»	»	14
1840	6	2	2	»	1	»	»	11
1841	7	»	»	2	»	»	1	10
1842	5	»	»	»	»	»	1	6
1843	2	2	»	»	»	»	2	6
1844	7	3	1	»	»	»	1	12
1845	3	3	1	»	2	1	2	12
1846	3	1	2	1	1	»	2	10
1847	6	»	3	1	1	1	»	12
1848	6	2	1	3	»	»	»	12
TOTAUX.	55	15	11	8	5	2	9	105

Des chiffres inscrits sur les colonnes de ce tableau, il résulte:

1° Que, dans cette période décennale, 105 personnes sont mortes phthisiques. Le nombre total des décès pour ces dix annnées s'étant élevé à 2106, la proportion est de 1 sur 20,057;

2° En comparant la ville avec la campagne, nous voyons 55 poitrinaires pour la ville, et 50 pour la banlieue et les communes rurales ; par rapport à la mortalité générale, la proportion est de 1 sur 15,47 pour la ville et de 1 sur 25,10 pour la campagne.

Mais que peuvent prouver les chiffres dans cette discussion ? Ils ne peuvent être invoqués que comme moyen de conjecture ou d'induction. Nul ne contestera que ces deux maladies ne puissent se montrer simultanément dans certains pays. Il s'agit seulement de savoir si la fonte tuberculeuse des poumons est favorisée ou empêchée par la cachexie que produisent les fièvres d'accès. La question ainsi posée ne peut être jugée que par l'appréciation pratique des médecins, qui exercent dans les localités où règnent endémiquement les fièvres intermittentes. Que l'on demande à ces praticiens s'ils ont vu la phthisie pulmonaire se développer chez ces hommes dévastés par les accès de fièvre dont la face est bouffie, le teint décoloré, le ventre tuméfié, etc. Ils répondront tous par la négative, et à cette négation l'hématologie et la chimie organique pourront fournir une explication théorique tout-à-fait suffisante : si la partie séreuse du sang est accrue chez les anciens fébricitants, une diminution de sérum et un excès de fibrine, au contraire, se produisent chez les malheureux qui succombent à cette longue agonie qu'on appelle la phthisie pulmonaire. A tel point que M. Andral nous apprend que, « à mesure que la » tuberculisation des poumons parcourt ses diverses » périodes, plusieurs organes présentent une disposition » de plus en plus marquée à se congestionner active- » ment » (1). Aussi pour les fièvreux, disposition à l'hydropisie et à l'anasarque ; et pour les poitrinaires, tendance à l'amaigrissement et imminence de phlegmasie

(1) *Traité de l'Auscultation.*— Edit. Laennec, Andral, tom. II, p. 281.

dans presque tous les viscères. Il y a donc entre ces deux états une différence radicale qu'aucune préoccupation de l'esprit ne saurait désavouer. M. Paul de Mignot, n'envisageant la question que sous le point de vue de la pathologie générale, a judicieusement fait observer que, » dans les fièvres intermittentes, le travail morbide et » les efforts d'élimination se portant le plus souvent » vers le foie et la rate, le poumon ne saurait être » engagé, puisque la nature ne veut pas que plusieurs » organes soient atteints simultanément (1). »

Mais revenons à l'étiologie de nos fièvres intermittentes. Les habitants de la campagne rapportent presque toutes leurs maladies à un refroidissement ou à un écart de régime. Pour les maladies endémiques, ces causes ne sauraient être considérées que comme des *causes occasionnelles*. M. Fauré a cherché à expliquer la production des fièvres périodiques par la seule influence des vicissitudes atmosphériques (2). M. Audouard a imaginé une théorie dans laquelle il rapporte l'intermittence de la fièvre à l'intermittence qui s'établit entre l'action excitante de l'insolation et l'abaissement de la température observé pendant les nuits d'été. Ce qui se passe dans nos contrées renverse tout l'échaffaudage de raisonnements élevé avec tant d'art et tant de subtilité par M. Audouard. La vallée du Tarn, ouverte au midi et abritée du côté du nord, a des nuits très-chaudes au temps de la canicule, et alors précisément les invasions des fièvres intermittentes sont très-fréquentes. Sur 1,300 cas de fièvres que j'ai inscrits sur mes notes, 486 ont été observés

(1) *Bulletin médical de Bordeaux.* 1846. Tome XIII, p. 130.
(2) *Des fièvres interm. et continues,* par Raymond Fauré, p. 126.

dans les seuls mois de juillet et d'août. En 1847, on a pu
voir, dans cette saison, le thermomètre se soutenir entre
28 et 30+°, depuis minuit jusqu'au lever du soleil (*voyez
plus haut*, pag. 48), et les fièvres intermittentes ne se
sont jamais propagées avec plus de rapidité sur les côteaux
comme dans la plaine. (1) La chaleur et l'insolation, en
augmentant l'évaporation à la surface du sol, favorisent la
dissémination des miasmes telluriques et des accès intermittents qui en sont la conséquence. D'un autre côté, les
vicissitudes atmosphériques peuvent bien prédisposer l'économie à ressentir les fâcheux effets de l'infection régnante ;
mais il faut de plus le concours d'un agent spécifique
émané des substances végétales se putréfiant dans l'humus
en culture. Le passage subit du chaud au froid, la mauvaise qualité des aliments, une émotion morale, etc., ne
déterminent les fièvres intermittentes, que parce que le
germe en existait déjà. Tout le monde sait que, chez les
individus soumis depuis longtemps à l'absorption du mercure, certains accidents, la salivation par exemple, sont
déterminés par l'impression du froid et de l'humidité.

(1) En 1849, au contraire, les accès de fièvres ont été sensiblement
moins fréquents qu'ils ne le sont ordinairement, parce que la température
de l'été s'est montrée, cette année-là, plus variable que de coutume ; ce
qui nous procura des matinées et des soirées excessivement froides.

Au commencement de juin, les chaleurs avaient été très-fortes et très-
soutenues ; elles étaient devenues intolérables lorsqu'à la fin de ce mois,
un violent orage produisit une révolution subite dans l'état de l'atmosphère, et le thermomètre tomba en moins de quelques heures de 37+°c
à 9 +°c. Une telle perturbation modifia le climat de toute la saison ca-
niculaire. Nos nuits d'été, presque tous les ans si chaudes, furent fraîches
et quelquefois très-froides. Le dégagement des miasmes telluriques dut
être moins considérable. Aussi les maladies périodiques ont-elles été
moins graves et moins fréquentes.

« Ce n'est pas, dit M. Littré, ni pour avoir eu chaud, ni
» pour avoir eu froid, ni pour avoir suivi un mauvais
» régime, que le malade a contracté la fièvre, c'est pour
» avoir vécu dans un pays exposé aux miasmes fébrifères. »
Tant que, sous l'influence d'une température modérée,
un travail épuratoire peut s'accomplir librement à travers
l'enveloppe cutanée, l'équilibre, appelé *santé*, se maintient ; mais cette élimination, qui s'opère par la peau,
vient-elle à être supprimée ou seulement diminuée, la
maladie miasmatique se déclare. (1) Les choses ne se passent pas autrement pour les ouvriers qui manipulent
certains métaux. On voit se manifester la colique de plomb
chez les cérusiers de Clichy, et la colique de cuivre chez
les chaudronniers de Durfort, dans le département du
Tarn, après des causes occasionnelles, tout-à-fait légères
et les plus variables.

La fièvre intermittente peut encore se propager par la
voie de la contagion. — Cette assertion paraîtra paradoxale
à la plupart des hommes livrés à l'étude de la pathologie et
de l'hygiène publiques. Tous les auteurs qui ont écrit sur
la fièvre intermittente ont nié le caractère contagieux de
cette affection. Sans doute, il est extrêmement difficile de
constater les traces de la contagion pour une maladie
endémique, revenant tous les ans à époque fixe, et enva-
hissant toute une population ; mais, si une circonstance
se reproduit souvent et toujours suivie du développement
de la maladie, elle finira par fixer l'attention des médecins attentifs; et ceux-ci ne tarderont pas à soupçonner
une influence contagieuse. Le praticien, qui ne voit des
malades que dans une petite circonscription, saisit au

(1) Voyez Boudin, *Traité des fièvres intermittentes*, pag. 53.

passage toutes ces épidémies en miniature, qui sévissent tous les ans sur les fermes, les hameaux et les bourgs ; il découvre facilement le point de départ, il peut indiquer le premier malade atteint et noter les circonstances qui ont paru se prêter à l'envahissement et au progrès de la maladie. Au milieu des endémies les plus générales, il est pour le médecin de campagne des faits qui parlent d'eux-mêmes. Le dernier stade des accès de fièvre s'accompagne toujours, comme nous le dirons plus bas, d'une sueur plus ou moins abondante, fétide et regardée avec juste raison comme éminemment épuratoire. Toutes les fois qu'un individu se trouve couché dans un même lit avec un fébricitant, au moment de cette sueur critique, il est très-probable qu'il contractera la maladie. C'est ainsi que les accès de fièvre m'ont souvent paru s'être transmis du mari à la femme ou s'être restreints aux enfants d'un même sexe dans les maisons où il n'y a que deux lits distincts, l'un pour les garçons et l'autre pour les petites filles. Chez les riches cultivateurs de nos campagnes, on voit souvent les enfants coucher alternativement avec les domestiques et avec leurs parents ; dans ces familles, le médecin peut facilement suivre la trace du principe contagieux ; il verra que souvent le mal se transmet de celui que tourmentait un accès de fièvre à celui qui s'est trouvé couché à ses côtés au moment où il ruisselait de sueur. Montfalcon, qui a nié la contagion de la fièvre intermittente, rapporte l'observation d'une dame qui avait contracté les accès de fièvre à la campagne et qui, de retour à Paris, les communiqua à son mari. Ce fait lui paraît exceptionnel (1). Il est du nombre de ceux que j'ai vu

(1) Voyez *Histoire médicale des marais*, ouvrage déjà cité, p. 409.

souvent se produire dans nos contrées, et il s'explique par le contact de la sueur fétide et visqueuse propre à ce genre de maladies.

Symptômes. — Tout accès de fièvre intermittente simple et régulière se compose de trois phénomènes, qui sont un stade de *froid* ou de concentration, un stade de *chaleur* ou d'expansion, et un stade de *sueur* ou de détente. Ces stades varient d'intensité et de durée selon les saisons, les climats et les conditions individuelles des malades. Un observateur attentif, qui étudierait les fièvres produites par les émanations de la terre en culture et celles des pays marécageux, remarquerait, en comparant les unes aux autres, des différences sensibles dans la phénoméni-sation des accès. Les réactions sympathiques ne sont pas les mêmes. Certains symptômes manquent ou sont moins intenses. Dans le département le plus marécageaux de la France, une douleur lombaire extrêmement vive avait fixé l'attention de M. Nepples; dans le canton de Rabas-tens, ce n'est que très-exceptionellement que ce symp-tôme devient très-prononcé.

Le *stade de froid* est souvent précédé de courbature, de céphalalgie; mais quelquefois il saisit les cultivateurs à l'improviste au milieu de leurs travaux. Il peut varier depuis le simple refroidissement des pieds jusqu'au frisson avec tremblement des membres et avec claquement des mâchoires. Il manque rarement, quand l'endémie est générale; aussi les gens de la campagne ne se croient réellement affectés d'une fièvre intermittente que lorsque le froid initial de l'accès a été très-prononcé. Sa durée moyenne est de une à deux heures. Un malaise général, des bâillements, des pendiculations et souvent des vomissements ouvrent la scène. La face et les extrémités pâlissent ; les ongles, les lèvres et le nez prennent une teinte livide. La peau se crispe en *chair de poule*. Le corps semble se rapetisser et diminuer de volume. Chez une jeune femme, j'ai vu l'anneau nuptial tomber du doigt annulaire. L'intelligence perd de son activité ; le regard est hébété ; les sens sont obtus, la voix est brève, précipitée et pénible. Pour peu que les bronches soient irritables ou le cœur disposé aux palpitations, il s'y joint de la toux et une grande gêne dans la respiration. La dyspnée est extrême chez les sujets asthmatiques.

Stade de chaleur. — Insensiblement le froid se dissipe. Il alterne avec des bouffées de chaleur ; la peau devient chaude et sèche, le visage se colore et se gonfle, le pouls s'accélère et prend de l'ampleur. Quelquefois le malade arrive aux plus haut point d'excitation, il s'agite, il se découvre, il cherche en vain une place, une position, une boisson qui puisse calmer l'ardeur qui le dévore ; souvent il paraît un léger délire, une sorte de rêvasserie. Cette période d'irritation générale dure ordinairement plusieurs heures ; elle peut cependant se dissiper promptement. Dans les fièvres anciennes, ce stade fatigue peu les malades ; dès que le frisson est passé, on les voit se lever et revenir à leurs travaux.

Le *troisième stade* de l'accès de fièvre s'annonce par une diminution subite de l'anxiété générale. Le pouls se ralentit, la soif s'éteint, la moiteur se montre au front. Une sueur abondante gagne insensiblement toutes les parties du corps. A mesure que celle-ci coule, le calme renaît et la chaleur tombe. La sueur, à son tour, après avoir duré quelque temps, diminue par degrés, le corps reprend sa température habituelle, et la plupart des fonctions se rétablissent dans leur état ordinaire. L'intermission ou l'*api-rexie* commence alors, le malade se croit guéri jusqu'au retour prochain de la fièvre. Cette intermission est moins franche dans les contrées véritablement marécageuses qu'elle ne l'est dans nos pays à émanations telluriques. Si l'apirexie est incomplète, les récidives seront à peu près inévitables. Le médecin doit soupçonner quelque lésion viscérale sourde, et veiller avec la plus grande attention, car la fièvre peut devenir continue ou pernicieuse.

Le retour plus ou moins fréquent des accès constitue ce qu'on a appelé le type de la fièvre. Le type tierce, celui qui ramène la fièvre tous les deux jours une fois, est sans contredit le plus fréquent dans nos climats. Le type quotidien ne se présente communément que chez les enfants. Il est bien entendu qu'il ne s'agit que des fièvres régulières, observées à leur début et non à leur récidive. Sur 1300 fièvres intermittentes étudiées dans ces conditions, il y a eu 863 tierces, 337 quotidiennes et 82 quartes. Ce dernier type, quoique assez commun en automne, se présente rarement comme primitif; il succède le plus ordinairement au type tierce. A chaque rechute, la fièvre éprouve des transformations complètes, pour la durée et l'intensité, pour le retour et l'heure d'invasion des accès. Ces modifications ne paraissent jamais dépendre des conditions individuelles des malades, mais seulement des variations de la température. Plus il fait chaud, plus les accès se rapprochent, plus leurs symptômes s'aggravent. — Les chaleurs caniculaires exercent tous les ans sur l'organisme humain une stimulation générale, qui retentit plus particulièrement sur la muqueuse gastro-intestinale et sur les méninges du cerveau. L'excitation fébrile, augmentée dès-lors par l'action *positive* de la chaleur atmosphérique, acquiert la plus haute intensité et ne tarde pas, dans ces circonstances, à compromettre plus ou moins quelque organe essentiel. C'est ainsi que la fièvre peut devenir pernicieuse, accident fréquent dans les pays impaludés par des étangs ou par des marais, et rare dans nos contrées où l'air est moins profondément vicié.

En suivant attentivement la marche et le mode de développement des maladies périodiques qui envahissent tous les ans nos populations, il est aisé de remarquer, dans l'évolution annuelle des saisons, un rapport manifeste entre le dégagement de la chaleur solaire et l'extension croissante de l'endémie. Au mois d'avril apparaissent quelques premières fièvres printanières. En mai et en juin, elles commencent à prendre un caractère endémique, en sévissant d'abord sur les localités placées le plus défavorablement, sur la vallée du *Passé* et sur la commune de *Coufouleux*, etc. La maladie s'accroît encore en juillet et en août; elle envahit alors toutes les fermes et pénètre dans les faubourgs de la ville. Elle demeure stationnaire en septembre, décroît rapidement en octobre et en novembre. Dans le courant de décembre, on ne rencontre plus que quelques cas isolés et qui ne sont que des suites ou des rechutes des dernières fièvres d'automne.

Fièvre rémittente. — De toutes les maladies qui dérivent de la fièvre intermittente et qui se montrent dans la même saison qu'elle, il n'en est pas de plus commune que la *fièvre rémittente.* Celle-ci se compose d'un mouvement fibride continu entretenu par une phlegmasie viscérale et coupé tous les jours par une exacerbation que ramène l'élément périodique. C'est au mois d'août et de septembre que cette affection paraît devenir commune dans nos campagnes. Des écarts de régime, l'oubli des règles d'hygiène, un traitement mal entendu peuvent l'aggraver et la rendre promptement mortelle. — Le paroxysme ou le redoublement est ordinairement précédé d'un léger frisson ou d'un simple refroidissement des pieds; mais l'absence de ce phénomène n'exclut pas le caractère rémittent de la maladie. Le plus souvent, ces fièvres affectent durant cinq ou six jours le type continu. Il est alors facile de les confondre avec la fièvre typhoïde (1); mais peu à peu les exacerbations deviennent plus évidentes, mieux dessinées, et la maladie prend ainsi un caractère franchement rémittent. Dans les saisons très-chaudes, elles deviennent facilement pernicieuses.

Fièvres pernicieuses. — Le siége de nos fièvres pernicieuses est ordinairement dans l'encéphale; le plus souvent elles présentent les symptômes d'un méningo-encéphalite avec du délire et des mouvements convulsifs, mais leur forme la plus ordinaire est la forme soporeuse ou carotique. Au premier aspect, le médecin croirait à une véritable commotion du cerveau ; comme après certains accidents traumatiques, les malades, par leurs gestes et leurs paroles, semblent dire *laissez-moi tranquille.* Une sueur abondante signale le moment de l'apirexie, et la coloration du visage fait place à une pâleur extrême. La langue devient large, humide, *décolorée, comme anémique.* Ce symptôme est digne de remarque, il indique la perniciosité de la fièvre, et devient une indication positive pour l'administration du sulfate de quinine.

---

(1) On observe, dans le mouvement fébrile de la fièvre typhoïde, une ou plusieurs exacerbations par jour; mais ce n'est qu'une fausse intermittence. Le hasard plutôt qu'une périodicité réelle préside au retour de ces exacerbations que le sulfate de quinine aggrave souvent et ne guérit jamais.

L'apparition des fièvres rémittentes coïncide tous les ans avec un certain nombre de fièvres intermittentes quotidiennes, ou du moins, alors toutes les fièvres tierces, qui récidivent, reparaissent sous le type quotidien. Cela se conçoit facilement. Dans les mois les plus chauds de l'année, les émanations de la terre cultivée s'élèvent plus noscives et plus abondantes; plus le poison est subtil, plus la dose en est considérable, plus les effets doivent en être désastreux. Nous regardons comme vraie l'opinion de tous les médecins qui ont observé en Afrique : ils sont unanimes pour dire que *le type des fièvres, depuis le plus rare jusqu'au type continu, doit être considéré comme l'expression d'une intoxication progressivement croissante,* et que généralement les intervalles d'un accès à l'autre sont d'autant plus courts que la saison de l'année semble d'autant plus favorable au dégagement de la maladie miasmatique. Il en est de même dans toutes les autres intoxications. Les accidents déterminés sont d'autant plus graves que la portion absorbée du principe vénéneux a été plus considérable. A cet égard, M. Boudin rappelle un fait que tous les praticiens peuvent journellement vérifier. « N'est-il pas reconnu, » dit-il, que la résorption de la matière tuberculeuse » ramollie dans le poumon, détermine *dans le commen-* » *cement,* c'est-à-dire quand elle ne s'effectue encore » qu'à *faible dose,* une *fébricule* quotidienne, avec » cette particularité que les paroxysmes se manifestent » vers le soir? Qui ne sait qu'avec l'augmentation de la » fonte tuberculeuse, cette fébricule, à type d'abord » franchement intermittent, devient rémittente, avec » l'augmentation de la résorption, et finit même par re- » vêtir le type continu, lorsque le sang, vers la fin de

» la maladie, vient à être saturé de la matière pyré-
» togénique (1). »

Heures des accès. — Les fièvres rémittentes paraissent
avoir, de préférence, leur redoublement vers le soir ; pour
les fièvres intermittentes, il serait impossible de saisir
rien de fixe à cet égard : quel que soit leur type, l'invasion des accès varie à l'infini. Les conditions individuelles du malade ne semblent exercer aucune influence
sur l'heure du retour de la fièvre. Les variations thermométriques de l'atmosphère paraissent seules modifier le
type et la marche de la maladie. Plus l'endémie est générale, c'est-à-dire plus il fait chaud, plus les accès sont
fixes, plus ils ont de la tendance à venir vers le soir ;
alors aussi le stade de froid ne manque que très-rare-
rent. Un changement brusque de la température influe
bien souvent sur l'heure des accès. En été, quand leur
invasion semble être fixée pour tout le pays vers le coucher du soleil, si un orage survient et refroidit l'atmosphère, aussitôt ils se montrent de huit à neuf heures du
matin. Je vais produire un tableau dans lequel se trouvent
résumées toutes les observations qui m'ont été fournies
par 1,300 fièvres intermittentes *simples* et *régulières.* Ne
voulant additionner, le plus possihle, que des unités de
même espèce, je n'ai pris note que des fièvres *récentes,*
dont le type n'avait encore subi aucune transformation,
c'est-à-dire au début de la maladie, vers le troisième ou
quatrième accès. Mes observations comprennent six années, 1843 à 1848 inclusivement. Je n'ai pas cherché à

(1) Boudin, ouvrage cité, page 128.
Un médecin anglais a rapporté plusieurs observations de fièvres
intermittentes d'une régularité parfaite, occasionnées par une résorption
de pus. (*London Médical Gazette,* 1841.)

distinguer les différences qui peuvent se produire d'un mois à l'autre, mais j'ai groupé les faits d'après les saisons, qui semblent imprimer aux fièvres intermittentes des caractères distincts. Ainsi, un *premier trimestre*, composé des mois d'avril, mai et juin, représente les fièvres de *printemps*. Un *second* comprend les mois les plus chauds et les plus secs, juillet, août et septembre : à cette saison se rapportent les *fièvres d'été*. Un *troisième*, formé par les mois d'octobre, novembre et la première quinzaine de décembre, fait connaître les fièvres qui surviennent pendant la période décroissante de l'endémie, c'est-à-dire les *fièvres d'automne*.

FIÈVRES INTERMITTENTES.

ANNÉES 1843 A 1848.	NOMBRE DES INDIVIDUS ATTEINTS.	TYPE (1)			LA FIÈVRE A ÉTÉ				HEURES DES ACCÈS				DURÉE DU FROID		
		Quotidien.	Tierce.	Quarte.	En avançant.	En retardant.	Fixe.	Irrégulière.	Avant midi.	Après midi.	Vers midi.	Vers minuit.	Nulle.	D'une heure ou moins d'une heure.	De plus d'une heure.
Fièvres de printemps.	448	53	385	9	252	40	134	22	256	154	36	2	70	244	134
Fièvres d'été.	684	224	379	64	274	32	296	80	246	314	34	10	188	378	118
Fièvres d'automne.	168	60	99	9	54	12	84	18	52	112	4	»	38	104	26
TOTAUX...	1300	337	863	82	580	84	514	120	554	640	74	12	296	716	278

Pronostic. — La fièvre intermittente est une maladie

(1) Il y a eu aussi **16** doubles tierces, et **2** tierces redoublées, qu'il est inutile de faire figurer dans ce tableau, et qui comptent néanmoins dans le nombre 1,300.

de tous les âges et de tous les sexes. Sur 1,300 sujets,
qui ont fourni les éléments du tableau qui précède, figurent 228 enfants âgés de moins de cinq ans. Comme je
n'ai pris en observation que les fièvres intermittentes,
dégagées de toute espèce de complication, peu de vieillards s'y trouvent inscrits. Chez les personnes avancées
en âge, les organes pulmonaires s'engouent dès les premiers accès et mettent tout de suite la vie en danger.
Dans mes relevés, je n'ai rencontré que 10 octogénaires;
60 personnes seulement avaient dépassé l'âge de soixante
ans.

Ce n'est pas seulement aux vieillards que les accès
intermittents peuvent devenir funestes. Ils sont toujours
très-graves et bien souvent mortels pour les femmes en
état de gestation. Dans les nombreuses observations de
fièvres intermittentes qui se trouvent rapportées dans les
monographies d'Alibert, de Nepple, de Montfalcon, etc.,
plusieurs femmes enceintes sont mentionnées comme
ayant succombé à des accidents pernicieux; mais nulle
part l'attention des praticiens n'a été spécialement attirée
vers ce point important de pathologie : la science ne
leur a pas encore dit qu'ils avaient une surveillance toute
particulière à exercer sur les femmes grosses, lorsqu'elles
sont atteintes d'une fièvre rémittente ou intermittente.
L'art de guérir aura donc à se préoccuper de tout ce qui
pourra jeter quelque lumière sur un fait qu'il suffit de
signaler, pour que la vérification en devienne facile à
tous les accoucheurs qui pratiquent dans les pays exposés aux maladies périodiques.

MM. Andral et Gavarret ont analysé le sang des femmes enceintes, et ils ont reconnu que, vers la fin de la
grossesse, les globules tendent à diminuer et la fibrine à

augmenter (1). Si l'empoisonnement par le miasme tellurique (empoisonnement qui a pour résultat de diminuer
la quantité normale de la fibrine) vient se joindre au
travail molléculaire, qui, pendant la grossesse, altère la
composition intime du sang, il est évident que l'hydroémie sera bientôt complète, que les centres nerveux en
seront promptement affectés, et que les accidents les plus
graves ne tarderont pas à se manifester. Du reste, toutes
les maladies, qui ont pour résultat une dissolution ou un
appauvrissement du sang, la rougeole, la scarlatine, la
pellagre, le scorbut, etc., ont été reconnues comme
très-dangereuses pour les femmes lorsqu'elles approchent
de la parturition. Les recherches de M. Andral ont aussi
fait connaître que l'altération particulière qu'éprouve le
fluide nourricier de la femme pendant la gestation augmente encore pendant quelques jours après l'accouchement, c'est-à-dire, tant que dure l'état puerpéral (2);
et c'est vers cette époque surtout que les médecins doivent craindre que les fièvres ne prennent un caractère
pernicieux. Tous les ans, les praticiens de nos contrées
voient les accidents les plus graves, et souvent même la
mort survenir peu de temps avant ou après l'accouchement, lorsqu'en ces circonstances les femmes se trouvent
atteintes d'une maladie à forme périodique.

En 1844, M. Rayer annonça que le sulfate de quinine provoquait presque toujours l'avortement (3). Cette
assertion éveilla l'attention de M. Hubert Rodrigues, qui
se livra à des recherches spéciales, et qui, après avoir

---

(1) Voyez *Traité d'Hématologie*, par Andral, page 51 et 104.
(2) Voyez *Traité d'Hématologie*, par Andral, ouv. cité, page 105.
(3) Voyez *Annales de Thérapeutique et de Toxicologie.* Janvier 1845.

consulté la vieille expérience des professeurs de Montpellier, écrivit, dans le journal. de clinique de cette
ville, que le sulfate de quinine n'avait pour les femmes
enceintes d'autres inconvénients que ceux qui lui sont
ordinaires pour tous les autres malades. Des observations
contradictoires furent rapportées, à cette occasion, dans
différents journaux de médecine (1); mais évidemment
la question avait été déplacée. Ce n'est pas le sulfate de
quinine qui est abortif, c'est la maladie, contre laquelle
il est administré, qui provoque elle-même l'expulsion
prématurée du produit de la conception. Je ferai remarquer qu'Hippocrate avait signalé l'avortement comme un
accident très-fréquent dans les pays marécageux où
règnent les fièvres quartes et les hydropisies (2).

Avant le cinquième mois de la grossesse, c'est-à-dire
avant que les mouvements actifs du fœtus soient faciles
à percevoir, la fièvre intermittente ne paraît présenter
aucun danger particulier : les accès auront beau être
violents, que le sulfate de quinine ait été administré à
doses fortes ou faibles, dans l'estomac ou *dans le rectum,*
la fièvre ne présentera jamais un caractère grave, elle
ne provoquera jamais la mort ni l'expulsion du fœtus.
Dès le commencement du cinquième mois, les fièvres
deviennent excessivement dangereuses pour un grand
nombre de femmes, et les accidents auxquels elles sont
exposées sont d'autant plus graves, qu'elles sont plus
rapprochées du terme de la gestation. J'ai vu un premier
ou un second accès déterminer une collection séreuse
dans le péritoine; ce qui n'est pas toujours mortel, mais

(1) Voyez *Bulletin de Thérap. Gazette des Hôpitaux*, etc., 1845.
(2) *De aere et locis,* trad. de Littré, tome **II**, page 45.

ce qui place les femmes dans des conditions tout-à-fait défavorables au moment de la parturition ; le plus souvent, la fièvre devient comateuse ou *léthargique ;* le fœtus sort de l'utérus sans que la mère en ait conscience, sans contractions utérines apparentes, sans écoulement lochial ; alors le facies est hippocratique , les lèvres et la langue sont décolorées, *comme anémiques,* et la mort est inévitable.

Récidives. — Peu de maladies sont plus sujettes que la fièvre intermittente à se reproduire. Les récidives en sont tellement fréquentes qu'elles peuvent presque être considérées comme inévitables , et , dans les cas ordinaires , cette facilité extrême à se manifester de nouveau constitue seule toute la gravité de cette affection. Ce n'est qu'aux dépens des forces générales et de l'intégrité des viscères que se répètent ces rechutes si désolantes pour le malade et si désespérantes pour le médecin. C'est le onzième, le quatorzième ou le vingt-et-unième jour que les accès reparaissent le plus ordinairement. Les convalescences sont interminables, parce que l'action délétère du miasme tellurique n'a pas encore cessé. La cause essentielle du mal persistant, il n'est pas étonnant que la maladie se reproduise. Si ces rechutes se perpétuent quelquefois pendant des années entières, c'est que le malade n'a pas cessé de respirer le *mauvais air* qui entretient l'endémie dans nos campagnes. Comment isoler nos cultivateurs des émanations malfaisantes de la terre qu'ils travaillent tous les jours ? et cependant ce n'est qu'en les protégeant contre cet ennemi que les moyens dirigés contre la fièvre peuvent devenir réellement efficaces.

Les rechutes des fièvres d'accès sont d'autant plus graves qu'en se répétant trop souvent, elles finissent par détériorer la constitution ; elles amaigrissent les hommes, rendent la nutrition imparfaite, et déterminent des engorgements chroniques de la rate ou du foie; mais l'accident le plus fréquent, chez les individus travaillés depuis longtemps par la fièvre intermittente, est l'hydropisie ou l'anasarque. Cette terminaison, très-commune dans les pays marécageux, ne se montre pas très-fréquemment dans nos contrées. Les médecins doivent s'en préoccuper cependant, parce qu'il est rare que l'automne finisse, sans que quelque travailleur de la campagne ne succombe à un épanchement séreux général ou circonscrit dans l'abdomen. Du reste, la forme, la marche et la gravité de l'hydropisie consécutive de la fièvre intermittente varient, parce que la lésion organique déterminante n'est pas toujours la même : elle peut être le résultat de l'*hydroémie* ou de la *difluence* du sang ; elle peut se rapporter à une irritation chronique du péritoine, ou à un engorgement passif des viscères abdominaux. Dans nos contrées, elle m'a paru le plus souvent avoir pour agent principal une irritation sub-aiguë des reins. Une diminution notable dans la sécrétion de ces organes coïncide avec l'apparition de l'enflure, et une petite fièvre continue remplace la fièvre périodique.

Dans les pays où les accès récidivent avec une déplorable facilité, la fièvre s'établit en permanence dans certaines familles, et il en résulte, avec le temps, une détérioration de la population tout entière. C'est ainsi que les habitants des contrées marécageuses sont rabougris, pâles et bouffis; *ils végètent plutôt qu'ils ne vivent*, disait Fœdéré. Ils ne travaillent que par habitude ou par nécessité. Tout peint en eux la faiblesse, l'indifférence et la paresse. Une vieillesse prématurée suit de près une jeunesse sans agré-

ment. (1) Dans nos contrées, dans toute la partie basse
du département du Tarn, nous avons hâte de le dire, la
population ne présente pas un tableau aussi affligeant.
Les miasmes qui s'élèvent au-dessus de la terre en culture ne sont pas aussi délétères que ceux qui se dégagent
du sein des étangs ou des marais. La cessation complète
de l'endémie durant les mois froids et pluvieux de l'hiver
laisse aux habitants de la campagne le temps de se régé-
nérer en quelque sorte. En automne, on rencontre dans
nos communes rurales un grand nombre de personnes
au teint jaune et terreux, dévastées par la fièvre intermittente; mais si les viscères et les séreuses ne sont pas
essentiellement lésés, si l'hydropisie ne vient pas compromettre directement la vie, l'hiver arrive, et peu à peu
le malade reprend sa couleur naturelle, il ne tarde pas à
retrouver son agilité et son ardeur pour le travail. Mais il
n'en existe pas moins, dans nos populations, une modification organique, vague et indéterminée, qui a pour effet
d'imprimer à toutes nos maladies le cachet de la périodicité, qui se révèle bien souvent au moment où le praticien
s'y attend le moins. On la retrouve même quelquefois
en hiver, lorsque la saison des fièvres est tout-à-fait
passée. Elle vient même compliquer assez souvent la convalescence des maladies les plus franchement inflammatoires; on l'a vue se manifester après des lésions traumatiques, telles que des coups ou des blessures d'une médiocre
gravité. Ce génie périodique, occulte et parfois insaisissable, joint à une diathèse scrophuleuse à la ville et bilieuse
à la campagne, constitue notre *tempérament territorial.*

(1) Voyez Montfalcon, ouvrage cité, p. 113. — L'abbé Richard, *Histoire naturelle de l'air*, tome III, p. 413.

Traitement. — La connaissance de ce *tempérament territorial* fournira au médecin des données précieuses pour le traitement des maladies locales. L'influence de l'air, des lieux et des eaux, comme nons l'a enseigné Hippocrate, modifie les effets produits par les remèdes aussi bien que les maladies elles-mêmes. Un médicament réussit dans une localité et échoue dans une autre. J'écris à Rome, disait Baglivi; je suis à Londres, écrivait le grand Sydenham. De nos jours, telle méthode convient mieux à Montpellier qu'à Paris, à Toulouse qu'à Strasbourg. C'est une vérité qu'on ne saurait contester.

Comme les conditions et les influences locales varient d'un département à l'autre, d'un canton à l'autre, il est du devoir des médecins des petites localités de rechercher sans cesse les moyens et les remèdes qui réussissent le mieux dans la contrée où ils exercent. Si les maladies de nos pays cultivés et non marécageux diffèrent, comme nous croyous l'avoir démontré, de celles qui sont propres aux provinces infectées par des eaux stagnantes, nous devons rechercher les conditions qui leur sont spéciales et les modifications à introduire dans leur traitement. En dehors de l'élément intermittent, le praticien doit préalablement rechercher les complications qu'il faut détruire avant d'employer les antipériodiques. Dans le canton de Rabastens, la complication la plus ordinaire des fièvres intermittentes est l'embarras gastrique et l'irritation gastro-intestinale pour les fièvres rémittentes. La forme muqueuse des pays marécageux tempérés ne se présente jamais. On peut en dire autant de ces hépatites et de ces encéphalites foudroyantes des contrées méridionales.

De tous les antipériodiques les plus usités, le sulfate de quinine est sans contredit le plus certain. Il est avantageux de ne l'administrer qu'après le troisième ou le quatrième accès, c'est-à-dire lorsque d'abondantes sueurs ont épuré le sang du principe miasmatique, lorsque l'apirexie est devenue parfaitement distincte du paroxysme. Dans les saisons chaudes et humides, après les grands orages d'été, la poudre de quinquina lui est quelquefois préférable; mais les autres succédanés de cette substance sont tous infidèles et ne réussissent presque jamais. Depuis quelques années, on a beaucoup écrit sur les propriétés fébrifuges de l'arsenic. La modicité de son prix a contribué à le populariser dans certaines contrées. Il est distribué aux paysans de nos campagnes, dans tous les hospices et dans tous les bureaux de bienfaisance de notre arrondissement. — Un centigramme d'acide arsenieux pour 150 grammes d'eau distillée, à prendre en trois doses dans le courant de la rémission : l'administration du remède est réitérée pendant trois jours consécutifs. — Cette formule, venue de l'hôpital de Gaillac, est d'autant plus en faveur, que la solution est complètement inodore et insipide, et la distribution quotidienne et gratuite de ce médicament dans tous les bureaux de charité a permis de constater les effets qu'il produit comme agent antipériodique. Il détermine ordinairement une perturbation bien appréciable et qui atteste que la dose est assez élevée. Eh bien! sans rien inférer contre les succès que M. Boudin dit avoir obtenus de cette médication en Afrique, à Marseille et à Versailles (1), on doit affirmer que, dans notre canton, la vertu fébrifuge de la solution arsenicale n'est pas toujours évidente et que le sulfate de quinine lui est préférable sous tous les rapports.

Contre les fièvres *rémittentes continues*, tous les efforts

(1) Ouvrage cité, page 280.

du praticien doivent tendre à rendre l'apirexie de plus
en plus prononcée, afin que le commencement et la terminaison du paroxysme étant mieux connus, le remède
antipériodique puisse être administré à propos. Quelques
antiphlogistiques locaux et principalement l'usage des
préparations *stibio-opiacées*, aux doses indiquées par
Peïsson, remplissent admirablement cette indication. Il ne
serait peut-être pas facile de donner une explication
suffisante des effets avantageux que procure toujours une
potion ou un julep *stibio-opiacé* dans les maladies dominées
par le principe intermittent. Est-ce que l'opium calmerait
l'exaltation nerveuse, ou du moins cette excitation encore
peu connue, qui, dans toutes les fièvres miasmatiques,
paraît atteindre les grands centres nerveux ? Est-ce que
le tartre-stibié, donné à faible dose, agirait comme *altérant* et modifierait avantageusement la déviation survenue
dans la composition du sang ? Quoi qu'il en soit, ce remède peut en quelque sorte servir de pierre de touche
dans les fièvres continues, en procurant toujours une
amélioration marquée, si l'affection, continue en apparence, récèle néanmoins un élément périodique.

Il ne faut pas perdre de vue qu'il y a toujours dans les
fièvres intermittentes deux indications bien distinctes :
1° rompre la périodicité ; 2° s'opposer à la décomposition
plus ou moins manifeste du fluide sanguin. Aussi toutes
les combinaisons du quinquina et du tartre stibié agissent
d'une manière favorable contre les maladies endémiques
de nos campagnes. Une formule, dans laquelle on les
trouve associés, *le bolus ad quartanam* de Desbois de Rochefort, opère des prodiges sur ces hommes au teint jaune,
à la face bouffie, au ventre tuméfié et dont les accès
se reproduisent avec une désespérante facilité.

CHAPITRE X.

MOUVEMENT DE LA POPULATION.

Population. — Depuis 1821 jusqu'en 1835, le terme moyen de la population totale du canton a été de 9,528 habitants; et depuis cette époque, les recensements ont donné des résultats tout-à-fait variables. Les voici.

RECENSEMENT DE	INTRA-MUROS.	BANLIEUE et COM. RURALES	POPULATION TOTALE.
1836	3326	5997	9323
1841	3506	5916	9422
1846	3420	5578	8998
TERMES MOYENS	3417	5830	9247

La population semblerait donc éprouver une diminution croissante ; mais ces chiffres, tout officiels qu'ils sont, ne doivent être acceptés qu'avec une extrême réserve. Rien ne peut expliquer l'augmentation constatée en 1841 ; nous n'avons conservé le souvenir d'aucune disette, d'aucune épidémie capables de produire la diminution de 1846 ; aussi, la moyenne des trois derniers recensements

13

doit être prise comme l'expression la plus vraie du nombre des habitants ayant domicile dans les limites administratives du canton de Rabastens. Le chiffre de cette moyenne s'élève à 9,247 ; il est le seul qui puisse servir de base pour tous les calculs à faire sur les mutations éprouvées par notre population.

Les opérations de recensement, qui semblent si simples, rencontrent toujours, au moment de leur exécution, des difficultés et des obstacles qui empêchent le plus souvent d'arriver à la vérité. Les étrangers, les domestiques, les enfants en nourrice, donnent lieu à des erreurs fréquentes. La taxe des octrois étant proportionnelle à la population, une appréhension, fondée ou chimérique, a pu porter certaines personnes à ne pas faire inscrire les petits enfants, les gens à gage ou autres vivant dans leur maison. La constatation n'a été faite à domicile que pour la population agglomérée de la ville ; à la campagne, elle est confiée à des gardes-champêtres, qui dénombrent approximativement les personnes qu'ils supposent réunies dans les diverses habitations, qui passent successivement sous leurs yeux, pendant les courses que leur service nécessite dans l'étendue de la commune. La mise en pratique du suffrage universel nous a fourni un relevé exact de tous les hommes âgés de plus de vingt-et-un ans; les rectifications successives, que les diverses élections ont apportées à nos listes électorales, les ont rendues aussi exactes qu'elles puissent être ; et au 10 décembre 1848, le nombre des électeurs inscrits s'éleva, pour les trois sections du canton, à 3,045.

Pour tous ces motifs, la décroissance ne me paraît pas réelle; on doit tout au plus admettre que la population est demeurée stationnaire. En effet, depuis 1834 jusqu'en 1848, c'est-à-dire dans les quinze dernières années qui viennent de s'écouler, le chiffre total des décès s'est élevé à 3,241, et celui des naissances, qui ont réparé nos pertes, à 3,261. Si l'on considère attentivement tous les mouvements de la population, qui se sont opérés dans ces trois périodes quinquennales, on reconnaîtra que rien n'autorise à admettre 'que notre contrée tende à se dépeupler rapidement.

Mariages. — La moyenne annuelle est de 82. Rapport avec la population : : 1 : 112.

Pour toute la France, ce rapport est : : 1 : 122 (1).

Naissances. — Terme moyen, 217 par an. Rapport avec la population : : 1 : 42, 61.

Pour toute la France, la proportion est de 1 sur 33 habitants.

Cette proportion moindre des naissances propre à notre canton fait notre aisance et notre bien-être ; elle maintient la population dans un état stationnaire, alors que la production tend à s'accroître plutôt qu'à diminuer. Moins on a des enfants, mieux on les élève. La prévoyance, l'un des attributs les plus distinctifs de l'espèce humaine, se développe en raison directe de la civilisation générale des peuples. Dans les sociétés réellement policées, l'homme songe à l'avenir de sa postérité. La diffusion des lumières a produit ce résultat jusqu'au fond de nos campagnes : pour les pauvres gens, qui n'ont d'autres ressources que le prix de la journée, l'ouvrage manque si la famille est trop nombreuse ; dans les pays

(1) Pour la statistique de la France, voyez l'excellent livre de M. Moreau de Jonnés : *Eléments de Statistique*, 1842. — Tout est lumière dans ce petit livre, aussi précis qu'il est clair, aussi bien écrit qu'il est bien conçu.

agricoles, le travail est limité, et ne saurait s'accroître
en raison du nombre des habitants. Nous voyons aussi,
dans les communes rurales, la propriété se diviser chaque jour davantage ; mais le père veut qu'à chacun de
ses fils, il reste un coin de terre suffisant pour fournir à sa subsistance. D'ailleurs, quelques soins que ce
père se donne, ses sueurs ne peuvent alimenter qu'un
certain nombre d'enfants. L'éducation de la famille,
telle que nous la concevons aujourd'hui, comprend,
non-seulement la nourriture, un abri et des vêtements
appropriés à toutes les températures, mais encore tout
ce qui est utile et nécessaire en santé comme en maladie.

En Irlande, les naissances sont excessivement nombreuses ; mais la mort s'empresse d'emporter l'excédant
de la population ; le terme des décès y est supérieur à
celui de tous les autres états ; aussi cette contrée est-elle
la plus malheureuse de l'Europe. En effet, la multiplication des naissances n'est pas moins nuisible à la richesse
des nations, que la fécondité des mariages à la fortune
des particuliers. Dans la mort d'un enfant, tout est perte
pour la société ; car cet enfant n'a fait que dépenser,
même avant que de naître. Il a mis sa mère hors d'état
de travailler pendant une bonne partie de la grossesse
et pendant les couches ; puis viennent les soins de l'allaitement, ceux de la première éducation, etc. Enfin, on
peut calculer que, jusqu'à l'âge de quinze ans, l'homme
est une véritable charge pour sa famille, et par conséquent pour la patrie ; si malheureusement il périt avant
l'âge où il aurait pu se rendre utile, il est clair que
toutes les avances qui lui ont été faites sont perdues
sans ressources et sans compensation. Le seul accroisse-

ment favorable à l'humanité est celui qui s'obtient, non par une plus grande fécondité, mais par une plus grande vitalité, à l'aide de laquelle chacun occupe plus longtemps son poste.

Ces idées, qu'on aurait tort de confondre avec les théories barbares de Malthus, ont pénétré dans nos mœurs, sans en altérer la pureté. On ne trouve que 59 naissances illégitimes dans les quinze années qui viennent de s'écouler. Le rapport moyen des enfants naturels aux enfants nés de parents mariés est, pour tout le canton, de 1 sur 54. Dans toute la République, ce rapport est : : 1 : 14. — Il est de 1 sur 7 dans les départements manufacturiers, et de 1 sur 30 pour les déparments agricoles.

Ce nombre minime des naissances, hors du mariage, prouve en faveur des bonnes mœurs de notre contrée. Il résulte même de renseignements certains que la moitié de ces naissances, et peut-être plus encore, dépend des mères étrangères à notre canton, qui viennent cacher leur honte dans notre ville, certaines d'ailleurs d'y trouver les secours de l'art, si leur accouchement est difficile. La plupart arrivent des campagnes les plus reculées, où les lumières ont fait peu de progrès. J'insiste sur cette circonstance, parce qu'il me répugne de croire que l'ignorance ait jamais été un élément de bonheur public.

Le nombre des enfants mâles est à celui des filles : : 100 : 94. Généralement en France l'excédant est de 1 sur 54.

Les naissances, et plus exactement les conceptions dont elles sont la conséquence, sont réparties dans les divers mois de l'année, ainsi qu'il suit :

Conceptions.	*Naissances.*	
Juillet.	Mars.	363
Août.	Avril.	311
Mars.	Novembre.	303
Janvier.	Septembre.	282
Décembre.	Août.	272
Septembre·	Mai.	258
Novembre.	Juillet.	257
Juin.	Février.	257
Mai.	Janvier.	245
Avril.	Décembre.	239
Octobre.	Juin.	230
Février.	Octobre.	224

Dans tous les temps et dans tous les lieux, dit M. Villermé, on a remarqué que la saison du printemps était la plus favorable à la reproduction. (1) Pour la France entière, la statistique a prouvé que c'est en mars que s'effectuent les conceptions les plus nombreuses; aussi le maximum des naissances tombe en décembre. C'est encore au printemps et au commencement de l'été que l'on compte proportionnellement plus d'attentats à la pudeur : preuve nouvelle que la cause, quelle qu'elle soit, qui excite à ce genre de crimes, agit avec plus d'énergie sous l'influence des premières chaleurs atmosphériques. Cependant le tableau dressé pour le canton de Rabastens ne concorde pas avec ces observations générales. Les grands travaux de la moisson, ainsi que l'envahissement de tout le pays par les fièvres intermittentes dans les premiers

(1) De la distribution par mois des naissances et des conceptions, dans les *Annales d'hygiène publique*, tome V, p. 55.

mois de l'été, rendent inexplicable le maximum des conceptions observées en juillet et août. Le repos de l'hiver et la séduction mutuelle des deux sexes que favorisent les fêtes du carnaval, ne s'accordent guère avec le minimum absolu des conceptions propres au mois de février. Sur cette échelle de la fécondité mensuelle de notre contrée, nous voyons le mois d'avril rejeté bien au-dessous du mois de mars. Y a-t-il là une influence occulte du temps pascal, observée, du reste, dans la plupart des pays catholiques ; ou bien la supériorité relative du mois de mars n'est-elle que la conséquence du plus grand nombre de mariages, qui s'effectuent tous les ans dans les dernières semaines qui précèdent le carême ? C'en est assez sur ce sujet mystérieux ; l'esprit ne tarde pas à s'égarer, lorsqu'il se complaît dans le champ des hypothèses.

Décès. — Terme moyen, 216 par an, chiffre à peu près égal à celui de la moyenne des naissances. — Rapport avec la population : : 1 : 42.

Pour toute la France, le rapport général est de 1 sur 38.

En comparant la ville avec la banlieue et les communes rurales, on trouve, pour la population agglomérée, une moyenne de 84, ou 1 sur 40, et pour la campagne, celle de 131, ou 1 sur 44.

La différence de proportion, constatée par les naissances en faveur des enfants mâles, ne se retrouve pas pour les hommes sur les registres des actes de décès. Les chiffres se balancent, et les décès des femmes dépassent même de 20 à 25 les décès des hommes.

La plus grande mortalité, dans nos contrées, appartient à l'automne. Le maximum des décès est fixé sur le mois de novembre. Du reste, ils se succèdent dans le cours de l'année, dans l'ordre suivant : novembre, octobre, septembre, août, décembre, janvier, mars, avril, février, juillet, mai et juin.

6o enfants morts-nés figurent sur nos registres mortuaires ; comparativement au nombre total des naissances, la proportion est : : 1 : 54. Pour la France entière, elle est de 1 sur 30. Les enfants morts-nés constituent en quelque sorte le déchet de la génération. Il y a, dans leur fréquence, un phénomène tout-à-fait nuisible à la population. Il semblerait que les grands travaux de la campagne doivent les multiplier, et que la vie douce et sédentaire de la ville devrait les rendre moins communs ; et cependant la proportion est la même pour la population agglomérée et pour celle des champs. L'air de la campagne exerce sur les femmes grosses une influence tellement avantageuse, qu'elle compense les pertes occasionnées par les accidents auxquels les expose souvent un exercice trop pénible.

Une étude curieuse est celle de rechercher combien chaque âge dont la vie humaine se compose fournit, dans une période donnée, au contingent total des décès. Ces recherches, hérissées de difficultés, nécessitent un dépouillement pénible et attentif des registres de l'état civil ; elles ont pour résultat de faire connaître les chances plus ou moins grandes que nous avons pour franchir les divers âges de la vie.

Voici un tableau dressé dans cette intention pour le canton de Rabastens : il comprend une période de quinze années — 1834 à 1848. — Déduction faite des enfants morts-nés, des actes par transcription, de ceux sur lesquels les renseignements n'ont pas paru suffisants, la somme des décès s'élève à 2981.

TABLEAU des décès survenus dans le Canton de Rabastens pendant une période de 15 années (1834 à 1848).

RELEVÉ GÉNÉRAL. AGES Divisés par périodes.	DÉCÈS.	VILLE. AGES Divisés par périodes.	DÉCÈS.	CAMPAGNE. AGES Divisés par périodes.	DÉCÈS.	HOMMES. AGES Divisés par périodes.	DÉCÈS.	FEMMES. AGES Divisés par périodes.	DÉCÈS.
De 1 à 2 ans.	269	De 1 à 2 ans.	131	De 71 à 75 ans.	161	De 76 à 80 ans.	146	De 3 à 12 ans.	143
De 76 à 80 ans.	262	De 3 à 12 ans.	122	De 1 mois à 1 an.	158	De 1 mois à 1 an.	149	De 1 à 2 ans.	139
De 71 à 75 ans.	259	De 76 à 80 ans.	116	De 76 à 80 ans.	146	De 71 à 75 ans.	135	De 51 à 60 ans.	135
De 3 à 12 ans.	253	De 51 à 60 ans.	103	De 1 à 2 ans.	135	De 51 à 60 ans.	130	De 71 à 75 ans.	123
De 51 à 60 ans.	249	De 1 à 2 ans.	100	De 51 à 60 ans.	140	De 66 à 70 ans.	115	De 76 à 80 ans.	117
De 1 mois à 1 an.	248	De 66 à 70 ans.	97	De 66 à 70 ans.	138	De 76 à 80 ans.	113	De 66 à 70 ans.	116
De 66 à 70 ans.	232	De 0 à 1 mois.	91	De 0 à 1 mois.	137	De 0 à 1 mois.	111	De 1 mois à 1 an.	106
De 0 à 1 mois.	200	De 1 mois à 1 an.	83	De 3 à 12 ans.	132	De 1 à 2 ans.	110	De 19 à 30 ans.	104
De 41 à 50 ans.	182	De 71 à 75 ans.	70	De 19 à 30 ans.	131	De 19 à 30 ans.	89	De 41 à 50 ans.	93
De 19 à 30 ans.	167	De 61 à 65 ans.	68	De 81 à 85 ans.	131	De 81 à 85 ans.	83	De 31 à 40 ans.	92
De 61 à 65 ans.	166	De 19 à 30 ans.	63	De 61 à 65 ans.	104	De 41 à 50 ans.	78	De 0 à 1 mois.	89
De 31 à 40 ans.	160	De 31 à 40 ans.	56	De 31 à 40 ans.	99	De 61 à 65 ans.	73	De 61 à 65 ans.	84
De 81 à 85 ans.	159	De 81 à 85 ans.	51	De 41 à 50 ans.	89	De 31 à 40 ans.	68	De 81 à 85 ans.	70
De 13 à 18 ans.	81	De 13 à 18 ans.	31	De 13 à 18 ans.	83	De 13 à 18 ans.	42	De 13 à 18 ans.	39
De 86 à 90 ans.	62	De 86 à 90 ans.	29	De 86 à 90 ans.	70	De 86 à 90 ans.	32	De 86 à 90 ans.	30
De 91 à 95 ans.	25	De 91 à 95 ans.	10	De 91 à 95 ans.	33	De 91 à 95 ans.	15	De 91 à 95 ans.	10
De 96 à 100 ans.	5	De 96 à 100 ans.	4	De 96 à 100 ans.	16	De 96 à 100 ans.	0	De 96 à 100 ans.	5
Centenaires.	3	Centenaires.	2	De 96 à 100 ans.	1	Centenaires.	1	Centenaires.	2
				Centenaires.	1				
TOTAL....	2981	TOTAL....	1232	TOTAL....	1749	TOTAL....	1484	TOTAL....	1497

Un fait saillant est mis en évidence dans ce tableau, c'est la rareté de la mort à l'époque de la puberté. Déduction faite des décès observés après la 85e année et qui sont excessivement rares, parce qu'une pareille longévité est exceptionnelle en tout pays, on peut affirmer littéralement que, de treize à dix-huit ans, on ne meurt presque pas. Cette avantageuse immunité de l'adolescence est égale pour les deux sexes, à la ville comme à la campagne. Elle n'a pas été observée dans toute la France. Dans un excellent travail, où les chiffres viennent toujours à l'appui des paroles, M. Villermé nous apprend que la mortalité, après avoir atteint son maximum à la fin de l'enfance, se soutient encore pendant la jeunesse pour ne diminuer sensiblement que vers la fin de l'âge mur (1).

La naissance des hommes est accompagnée de tant de chances malheureuses naturelles ou accidentelles, les premières années de notre vie sont exposées à tant de maladies, que dans toutes les populations l'enfance a fourni le contingent principal des tables de mortalité. Dans notre tableau, on voit jusqu'à douze ans les décès se multiplier dans une proportion effrayante. Ils ont atteint le chiffre énorme de 962; c'est presque le tiers des naissances. Les deux sexes ont payé, par égales portions, ce tribut considérable; et en comparant, sous ce point de vue, la ville avec la campagne, on constate un avantage notable en faveur de la population rurale. Dans nos climats, ce sont, en toute saison, les convulsions, et vers la fin de l'été, les maladies gastro-intestinales qui enlèvent ainsi les enfants à la sollicitude de leurs mères,

(1) Voyez *Ann. d'hygiène publiq. et de méd. légale*, tom. **XV**, p. **87**. *De l'influence des conditions physiques et morales sur la longévité.*

sans que les secours de l'art aient encore pu devenir suffisamment efficaces.

D'après les tables de Duvillards, comprenant la France entière, le quart des enfants meurt dans la première année et le tiers ne parvient pas à l'âge de deux ans. Pour nous, la mortalité n'est pas aussi forte immédiatement après la naissance. Nos enfants viennent au monde avec une force vitale généralement plus favorable ; ce qui s'explique par la pureté des mœurs, la rareté des maladies syphilitiques, l'influence bienfaisante de l'air des champs sur les femmes grosses et par la convenance d'âge qui existe généralement pour tous nos mariages. La plus forte mortalité pèse sur la seconde année : 269. — La dentition, la première action des aliments solides sur le canal intestinal, les chutes occasionnées par l'incertitude de la progression, le sevrage enfin qu'une foule de préjugés contribuent à rendre plus désastreux, expliquent le tribut énorme que cette période de la vie acquitte envers la mort. On a supposé qu'en France le sixième des enfants succombe ordinairement à cette époque.

A la ville comme à la campagne, les soins du sevrage sont dictés par l'empirisme et le commérage. Ici, on sèvre à dix mois, plus loin à quinze. La soupe *mitonnée*, vous dit-on sérieusement, a réussi pour tel nourrisson ; ce sera donc avec cet horrible potage qu'il faudra gorger tous les enfants. Une mère aura vanté tel sirop, et sa voisine croira ne pas devoir cesser l'allaitement sans en donner à son enfant, au moins par précaution. Tous ces raisonnements sont faux : il est impossible d'établir une époque fixe pour la durée de la lactation ; il est impossible de tracer un régime qui convienne également à tous ces petits êtres. Il faut prendre en considération l'état de la nourrice, la constitution de l'enfant, la précocité plus ou moins grande du travail de la dentition. Il est rare cependant que l'allaitement doive se prolonger au-delà d'un an. Dans tous les cas, le sevrage doit être amené d'une manière insensible. C'est parce qu'une sage gradation n'est pas observée que cette époque est si difficile à traverser, et, à ce sujet, on ne saurait s'élever assez contre un des abus qui compromettent bien souvent la vie des petits enfants, contre cette habitude ridicule de leur donner, au moindre signe de douleur, une foule de sirops, d'élixirs, *de contre-vers*, qui ont ordinairement pour base des agents plus ou moins purgatifs et dont l'innocuité n'est pas toujours évidente. Au moindre malaise, au plus léger changement de couleur, il faut les gorger de remèdes. N'est-ce pas les assassiner par tendresse?

Après avoir signalé les chances favorables à l'adolescence et la mortalité extrême du jeune âge, en poursuivant nos observations par périodes d'âge, telles qu'elles sont dressées sur notre tableau, nous verrons les décès devenir assez rares de 19 jusqu'à 60 ans, à la ville comme à la campagne. C'est, en effet, entre ces deux limites que l'homme vit réellement, que ses organes ont acquis et conservent toute leur énergie, qu'il prend une compagne et s'entoure d'une famille. La grossesse, les couches, les devoirs de la maternité, la vie sédentaire et la réserve morale qui leur est imposée par nos mœurs, ont rendu cette longue période moins avantageuse à la femme qu'à l'homme. Les chances lui sont surtout défavorables de 41 à 50 ans. Les dérangements, qui surviennent alors dans sa santé, donnent à cette observation une explication plus que suffisante. — Généralement, à cet âge de la vie, on remarque une certaine recrudescence de mortalité (1). Dans nos contrées, cette recrudescence ne se manifeste que dix ans plus tard, c'est-à-dire entre 51 et 60 ans.

Après 60 ans, la vie décroît rapidement, nos organes s'affaiblissent; l'homme qui jusque-là avait eu un avenir n'a plus qu'une espérance. Dès que cette période commence, les tables de mortalité se chargent rapidement. A la campagne, la plupart des vieillards succombent entre 70 et 75 ans; à la ville, le plus grand nombre arrive à la période de 76 à 80 ans. D'où vient cette différence? C'est le défaut d'assistance publique dans les communes rurales, c'est le travail qui a usé tous les ressorts, c'est la misère enfin qui porte le dernier coup de massue. Il est donc vrai que, faute d'un peu d'argent, les hommes, dont les sueurs ont arrosé la terre pour en obtenir le vin, le froment et tous les aliments qui nous sont nécessaires, vieillissent, meurent avant les autres. Il y a là quelque chose de si triste qu'il y aurait de quoi en vouloir à la statistique de nous l'avoir appris!

Contrairement aux idées les plus accréditées, les femmes du canton de Rabastens n'arrivent pas à un âge aussi avancé que les hommes. 89 hommes et 70 femmes seulement figurent dans nos relevés sur la ligne qui désigne l'âge compris entre 81 et 85 ans.

Au-delà de ce terme, la vie n'est plus laissée à l'homme que comme une faveur insigne, une grâce de la Providence. Sur les 2,981 décès qui ont servi de base à nos calculs, 92 personnes seulement ont pu jouir de ce précieux avantage.

Quant aux centenaires, je n'en ai compté que trois; ils

(1) Villermé, *Ann. d'Hyg. publique*, loc. cit., tome **XV**, page 87.

ne sont qu'un exemple d'une longévité individuelle qui n'appartient en propre à aucun pays, parce que les staticiens les ont retrouvés tout aussi rares sous toutes les latitudes.

Telles sont les lois de la mortalité parmi nous; telles sont les probabilités d'âge auxquelles dans nos contrées agricoles la mort renouvelle les populations vieillies et met progressivement à leur place d'autres générations dont l'aspect physique, le caractère et les mœurs ont un type tout différent. Les idées des enfants ne sont pas celles de leurs parents : quoi qu'on fasse, l'atmosphère des esprits change et le milieu intellectuel se modifie, non pas seulement de siècle en siècle, mais de génération en génération. Le fils, en naissant, respire un air différent de celui que le père a respiré, et en dépit de toutes les résistances, le progrès s'infiltre dans ses veines, sans même que personne en ait conscience. C'est une loi de la Providence qui veut que les hommes marchent malgré les hommes, et, de cette manière, les décès succédant aux naissances deviennent le moteur occulte d'une multitude de révolutions sociales et politiques.

La durée moyenne de la vie calculée d'après l'âge de toutes les personnes qui sont mortes dans le canton de Rabastens depuis 1834 (1) est de 48 ans; mais la moyenne absolue est un peu moins élevée, parce que tous les individus, n'ayant pas atteint une année révolue, n'ont pas figuré dans l'addition générale. Ce calcul doit être fait ainsi, et l'on doit préalablement défalquer les décès occasionnés par les premiers accidents qui accompagnent la naissance de l'homme, lorsqu'on veut déduire, de la moyenne obtenue, des conséquences relatives à la ri-

(1) Ces calculs ont été faits en janvier 1849.

chesse ou à la misère des populations. Ainsi calculée, la durée moyenne de la vie a été plus longue pour les hommes que pour les femmes, plus longue à la campagne qu'à la ville. Cette remarque s'explique par les décès de l'âge adulte comparativement plus fréquents pour les personnes du sexe que pour les hommes, pour les citadins que pour les campagnards.

D'une manière générale, la moyenne des années vécues tend à devenir de plus en plus considérable : de 1834 à 1838 inclusivement, elle était de 47 ans; de 1839 à 1843, elle avait gagné près de treize mois, et dans les cinq années qui suivent, elle s'est élevée jusqu'à 50 ans, *non compris, bien entendu, les décès des individus morts avant l'âge d'un an.*

Cet accroissement rapide de la vie moyenne s'observe dans toute la France. En 1780, elle était inférieure à 28 ans; en 1821, elle s'éleva à 31 ; les calculs de M. Charles Dupin ont prouvé récemment (1) qu'aujourd'hui elle dépassait 40 ans. Cette augmentation extraordinaire est le plus grand et le plus magnifique résultat de la révolution sociale commencée en 1789. Elle exprime la somme du bien-être individuel répartie à chacun de nous. L'homme ne vit longtemps que lorsqu'il a le bonheur de naître sous des institutions libres; il meurt jeune, au contraire, lorsqu'il est gouverné par la raison du plus fort, lorsque la propriété et le travail ne sont pas suffisamment garantis : avis à ceux qui naguère cherchaient à rendre l'un et l'autre incertains.

Les naissances étant, comme nous l'avons dit plus haut,

(1) Voyez Moreau de Jonnés, ouv. cité, et Ch. Dupin. Petits traités publiés par l'acad des sciences morales et politiques, p. **32.**

peu nombreuses dans le canton de Rabastens, les générations nouvelles ont dû y jouir d'une vie plus longue et plus assurée. Malheur au pays où s'accroît trop rapidement la fécondité humaine ; les décès surpassent bientôt les naissances ; la population se renouvelle sans cesse, parce qu'elle n'y trouve pas une subsistance facile et suffisante. Les Normands, si remarquables par leur circonspection et dont le pays est un de ceux où le bien-être est le plus universellement répandu, offrent l'exemple de la plus grande richesse, jointe au plus faible accroissement de la population. Le département de l'Orne est celui de la Normandie et de la France entière où la mortalité est la plus faible. La proportion des naissances y est à peu près égale à celle que nous avons constatée pour le canton de Rabastens, et la vie moyenne, pareille à la nôtre, s'élève à 48 ans (1).

C'est tout le contraire dans les pays où les enfants naissent au-delà du nombre que les parents peuvent nourrir. Sous Louis XIV, à cette époque si brillante pour la France, on a vu les naissances et les décès se succéder rapidement, et jamais une plus grande misère ne fut réservée aux classes laborieuses. Les doléances de l'évêque de Tours témoignent des malheurs et de la disette qui pesèrent longtemps sur la plus belle province du royaume. Vauban, le plus savant staticien de ce siècle, disait que le dixième de la population était réduit à la mendicité et que quatre autres dixièmes, vivant dans une gêne extrême, devaient être considérés comme des pauvres honteux.

(1) Francis d'Ivernois, lettre sur la mortalité proportionnelle des peuples, dans les *Annales d'Hygiène publique et de Médecine légale*, t. XII, pag. 200.

« La meilleure politique, a dit Bossuet, est celle qui rend aux peuples la vie commode et facile. » La civilisation moderne est venue résoudre ce problème. Quoi qu'en disent les détracteurs de notre ordre social, la vie de l'homme n'a pas été seulement embellie dans son cours par les progrès récents des arts et de l'industrie, elle est encore prolongée par eux et rendue moins incertaine. Au plus beau temps de la monarchie française, les habitants des campagnes, le plus souvent privés du nécessaire, ne connaissaient aucune commodité de la vie domestique : le sol fatigué par une culture inintelligente restait avare de ses dons, et la famine se reproduisait à peu près tous les dix ans : aujourd'hui, la plupart des paysans ont été élevés à la dignité de propriétaires-cultivateurs. Dans les villes, l'artisan était mal logé, mal nourri, sevré de toute espèce de distraction, sans pouvoir espérer un meilleur sort, ne pouvant devenir ni patron ni propriétaire, assujetti qu'il était aux prescriptions étroites des maîtrises et des jurandes : aujourd'hui, il peut suivre l'instinct de sa vocation ; s'il est laborieux et économe, s'il préfère les jois douces de la famille aux orgies du cabaret, il ne tardera pas à s'asseoir au banquet de la propriété, et pour lui la vie deviendra facile et commode, selon les vœux de l'évêque de Meaux.

Les progrès des sciences médicales ne sont pas étrangers à l'accroissement rapide de la vie humaine ; les perfectionnements récents de l'art chirurgical, l'auscultation telle que nous l'a enseignée Laennec, la découverte du sulfate de quinine, etc., ont rendu des services incontestables à l'humanité. Les médecins se sont attachés à répandre dans les masses des préceptes d'hygiène élémentaire qui les intéressent à la conservation de leur santé.

14

Jenner, en nous faisant connaître la vaccine, nous a protégés contre l'une des maladies les plus meurtrières de
l'enfance. L'inoculation du vaccin, en prévenant la petite
vérole, écarte un des écueils les plus funestes à nos premières années; elle prolonge donc l'existence en général,
et elle ménage une longue vie à ceux qui, doués d'ailleurs d'une forte organisation, n'avaient à redouter que
cette cause de mort à l'entrée dans leur carrière. On
peut évaluer au dixième de la population les hommes
qui ont été conservés par la vaccine. (1) Cette puissance
protectrice du virus vaccinal a été depuis longtemps
comprise à Rabastens par toutes les classes de la société.
Dans la campagne même, il n'est pas une mère qui
consentît à sevrer son enfant sans l'avoir fait vacciner ;
aussi les médecins n'y vaccinent tous les ans que la population naissante ; et si, dans ces dernières années, des
épidémies de variole ont affligé de nouveau la France,
elles ont épargné notre canton. En 1843, cette affreuse
maladie apparut parmi nous ; mais ne rencontrant que
des sujets vaccinés, elle prit bientôt la forme d'une vario-
loïde légère, et sa marche contagieuse ne put faire des
progrès considérables.

En définitive l'accroissement graduel de la vie moyenne
des peuples est un résultat complexe, dont les causes
sont quelquefois difficiles à saisir et à faire connaître. On
les trouve dans notre pays dans une heureuse répartition
de la fortune publique, qui assure du travail à tous les
hommes valides, et une assistance à peu près suffisante,
au moins à la ville, à tous les infirmes, aux vieillards
comme aux enfants. Il faut dire encore que nos familles

(1) Bousquet. — *Traité de la vaccine.* 1ʳᵉ édition, page 341.

les moins aisées ont trouvé dans le bas prix des produits
de l'industrie les moyens d'introduire, dans leur logement,
leur mobilier et leur vêtement, des améliorations qui
leur permettent de vivre selon les exigences de notre
climat excessivement variable.

Les denrées sont abondantes et de bonne qualité dans
toute la partie basse du département du Tarn, et les
progrès que l'agriculture peut faire encore nous laissent
espérer beaucoup sous ce rapport. Les cultivateurs intelligents commencent à comprendre que, sans se hasarder
dans des expériences ruineuses, certains procédés peuvent
obtenir de la terre des produits plus abondants et plus
parfaits. Les constatations cadastrales de notre canton attestent que nos diverses cultures occupent plus de 12,000
hectares : ce qui donne un hectare et demi pour chaque
habitant ; cette proportion pour toute la France n'est
que de 130 ares pour chaque citoyen. Il y a deux cents
ans, un hectare ne donnait que huit hectolitres de blé ;
aujourd'hui, la moyenne pour tout le territoire de la
République est de treize hectolitres par hectare. Selon
l'opinion de nos meilleurs agriculteurs, bon an mal an,
nous obtenons en moyenne quinze hectolitres sur un
hectare de surface. Par le marnage de certaines terres du
côteau, par une semence mieux entendue, un système
plus régulier d'assolement, un meilleur aménagement des
eaux, la perfection des outils aratoires, etc., on arriverait peut-être à obtenir 23 hectolitres par hectare. La
différence entre ces deux termes constitue la réserve de
l'avenir, et ce sera certainement son ouvrage.

FIN.

TABLE DES MATIÈRES.

CHAPITRE IX.

CHAPITRE X.

ERRATA.

Pages 20 et 167, *au lieu de* Chaudronne, *lisez :* Saudronne.
Page 157, *au lieu de* Liébie, *lisez :* Liébig.

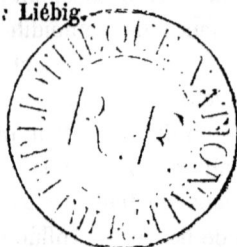

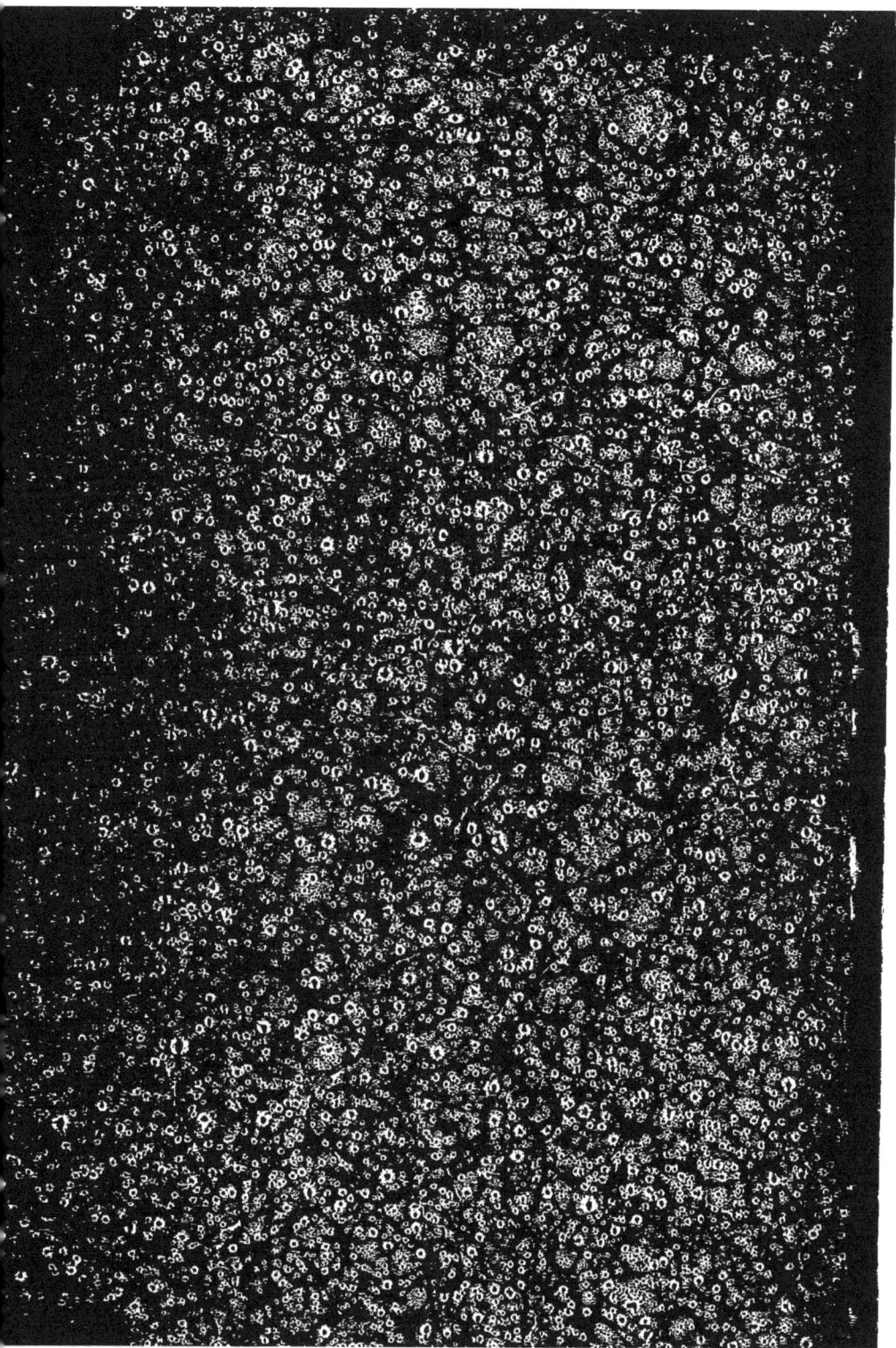

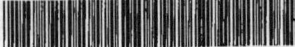

www.ingramcontent.com/pod-product-compliance
Lightning Source LLC
Chambersburg PA
CBHW070504200326
41519CB00013B/2713